APERÇUS

THÉORIQUES ET PRATIQUES

SUR

LES CAUSES, LA NATURE ET LE TRAITEMENT

DE L'HYDROCÉPHALE AIGUË.

APERÇUS

THÉORIQUES ET PRATIQUES

SUR

LES CAUSES, LA NATURE ET LE TRAITEMENT

DE L'HYDROCÉPHALE AIGUË,

MALADIE PARTICULIÈRE AU PREMIER AGE,

PRÉCÉDÉS

DE QUELQUES VUES GÉNÉRALES

SUR L'ÉDUCATION MORALE DES ENFANS;

PAR

F.-M.-Ph. Levrat aîné,

DOCTEUR EN MÉDECINE DE LA FACULTÉ DE MONTPELLIER,
MÉDECIN TITULAIRE DE L'HÔTEL-DIEU DE LYON, MEMBRE CORRESPONDANT
DE PLUSIEURS SOCIÉTÉS MÉDICALES ET LITTÉRAIRES.

> Morborum acutorum non omninò tutæ
> sunt prædictiones, neque mortis, neque
> sanitatis.　Hipp. *Aph.* 19, *sect.* 2.

LYON,

IMPRIMERIE DE J.-M. BOURSY, RUE DE LA POULAILLERIE.

JUILLET 1828.

PRÉFACE.

Il y a sans doute de la témérité de notre part d'écrire sur un sujet que les médecins les plus savans ont traité *ex professo*; mais s'il est vrai que, malgré leurs nombreux travaux, l'Hydrocéphale est encore une maladie difficile à guérir; s'il est vrai (et il faut le croire d'après leurs aveux) qu'elle enlève toujours un assez grand nombre d'enfans, de nouvelles recherches sur cette matière sont permises. Puissent les nôtres offrir quelque intérêt, et mériter l'approbation des hommes éclairés !

APERÇUS

THÉORIQUES ET PRATIQUES

SUR

LES CAUSES, LA NATURE ET LE TRAITEMENT

DE L'HYDROCÉPHALE AIGUË,

MALADIE PARTICULIÈRE AU PREMIER AGE.

CHAPITRE PREMIER.

CONSIDÉRATIONS GÉNÉRALES. — INFLUENCE DE L'ÉDUCATION
MORALE. — CAUSES PRÉDISPOSANTES.

Parmi le grand nombre de maladies qui atteignent l'espèce humaine, celles qui siégent dans l'encéphale ou les membranes qui l'enveloppent forment une classe qui mérite, de la part du médecin, une attention très-particulière : la délicatesse du cerveau, les fonctions importantes qu'il remplit, la solidité de la boîte osseuse qui le renferme, tout contribue à rendre infiniment graves, sinon toujours mortelles, les phlegmasies qu'il nous offre. D'un autre côté, l'intérêt qu'inspire l'enfance, la marche insidieuse que suit le plus ordinairement la fièvre cérébrale, expliquent assez pourquoi une foule de médecins du premier ordre s'en sont plus spécialement occupés. Toutefois, en médecine comme dans la plupart des sciences d'observation, on présente souvent les mêmes objets sous des noms différens; et les systèmes qui s'élèvent et se détruisent tour à tour les uns par les autres, en donnant aux idées une direction nouvelle, influent également sur le mode des recherches; mais les faits en tous points semblables, et dans leur cause, et dans leur nature, et dans leurs résultats, quoique présentés sous des noms divers, ne changent pas aux yeux de l'observateur impassible et judicieux. Quoique la maladie qui nous occupe ait été différemment dénommée, elle est constamment restée la même; aussi le praticien, moins attaché au charme entraînant des théories brillantes qu'au tableau fidelle des symptômes, doit surtout s'appliquer à les apprécier à leur juste valeur, pour se diriger dans le diagnostic, le pronostic et la thérapeutique des maladies.

Macbride nomme l'hydrocéphale aiguë, fièvre hydrocéphalique; il la considère comme la plus trompeuse des fièvres. *Smith*, *Yeatz* l'appellent hydropisie aiguë des ventricules du cerveau, hydrocéphale; M. *Brachet*, hydrocéphalite; MM. *Capuron*, *Gardien*, *Pinel*, fièvre cérébrale des enfans ; M. Coindet, céphalite interne hydrocéphalique, etc. etc.

Dans le cours de ce mémoire, nous la désignerons indifféremment sous les noms d'hydrocéphale aiguë et de fièvre cérébrale.

Robert Whytt, le premier qui nous en ait donné une observation exacte, la nomme *hydrocéphale* interne aiguë du cerveau, pour la distinguer de l'hydrocéphale chronique du même organe, maladie qui n'a point de rapport avec elle, envisagée du côté des causes, des signes et du traitement. Dans l'hydrocéphale aiguë, le désordre du cerveau ou de ses enveloppes amène l'épanchement ; tandis que dans l'hydrocéphale chronique, c'est l'épanchement qui amène les désordres subséquens : dans la première espèce de maladie, l'épanchement se fait en peu de jours ; dans la seconde, il arrive lentement, et met des mois et des années pour se former.

Il est plus que prouvé, aujourd'hui, que la fièvre et les signes d'une réaction vive, qui ont lieu du côté de la tête dans les premiers temps de cette maladie, ne sont pas dus à la présence du fluide épanché dans le cerveau ; l'épanchement, au contraire, est la suite de l'altération particulière, de l'irritabilité et de la sensibilité des vaisseaux exhalans de la membrane arachnoïde, ce qui a fait appeler cette maladie, par quelques auteurs modernes, fièvre arachnoïdienne, arachnoïdite : or, l'épanchement est un effet de la maladie et non sa cause prochaine. Ce qui se passe à l'égard de la tête est semblable à ce qui arrive dans l'hydro-thorax et l'ascite, qui sont la suite de l'inflammation de la plèvre et du péritoine.

Le docteur *Withering* observe que, dans le plus grand nombre de cas, si ce n'est dans tous, une congestion ou une légère inflammation sont les signes précurseurs de l'épanchement. Le docteur *Rusch* pense que loin d'être une hydropisie idiopathique, l'hydrocéphale est l'effet d'une inflammation antérieure, où d'une congestion sanguine vers le cerveau. Le docteur *Derwin* suppose que l'inactivité et la torpeur des vaisseaux absorbans du cerveau sont la cause prochaine de l'hydrocéphale ; mais il avoue, dans un autre endroit de son ouvrage, que cette torpeur des vaisseaux absorbans peut souvent exister comme effet secondaire.

Camper, *Bordeu*, *Bichat*, *Dumas*, *Whytt*, M. Richerand, et tous les physiologistes qui font aujourd'hui l'ornement et la gloire des facultés de médecine, admettent en principe que la cause de toute espèce d'hydropisie est la même : savoir, que les vaisseaux exhalans fournissent

une plus grande quantité de fluide que les absorbans ne peuvent en reprendre.

L'hydrocéphale, ainsi que nous l'avons déjà
dit, a été l'objet des recherches et des méditations d'un très-grand nombre de médecins : cependant, malgré leurs travaux, et notamment
ceux de *Robert Whytt*, de *Dobson*, de Watson,
d'*Odier*, de Grégori, de *Quine*, de *Ludwig*, etc.
etc.; de MM. *Vieusseux*, *Baumes*, *Percival*,
Garnier, *Chardet*, *Brachet*, *Serres*, *Richond*,
Coindet, *Lallemand*, *Jadelot*, *Bricheteau*,
Mathey, *Cloquet*, *Houdaille*, *Maréchal*, *Louis
Senn*, *Gintrac*, *Parent du Chatelet et* Martinet,
sur les maladies du cerveau et les membranes
qui l'enveloppent, on peut encore, sans craindre
d'être taxé de témérité, espérer d'ajouter de
nouveaux matériaux à ceux déjà recueillis sur
l'important sujet qui nous occupe. « Ne nous
abusons pourtant point (dit notre collègue, M. le
docteur Brachet, dans l'excellent traité qu'il a
publié sur la même maladie) ; tout ce qu'on
possède sur l'hydrocéphale aiguë est encore
loin de satisfaire un esprit judicieux : que de
recherches à faire avant de pouvoir déterminer
les complications et le mode de complication de
cette maladie ; avant d'avoir soulevé en entier le
voile peut-être impénétrable de sa nature essentielle; avant surtout qu'on ait trouvé un traite-

ment qui la mette en quelque sorte à la disposition de l'homme de l'art! (*Page* 21.)

Les sciences ne connaissent point de limites, et les progrès que la médecine fait chaque jour sont une preuve de la vérité de ce principe : mais, en rendant justice aux travaux de ceux qui nous ont précédés dans la même carrière, en professant pour nos maîtres les sentimens d'admiration et de reconnaissance qu'ils méritent à tant de titres, en profitant de leurs recherches et de leurs savantes leçons, nous devons nous mettre en garde contre cet esprit d'enthousiasme qui souvent prend la place d'un jugement sain, et nous fait avouer comme vérité démontrée ce qui n'est quelquefois qu'une erreur fatale dans ses conséquences.

La fièvre cérébrale moissonne un grand nombre d'enfans, elle atteint de préférence ceux nés de parens irritables, délicats ; conçus au milieu des agitations de l'esprit et du cœur, dans le trouble des passions ; et, sous ce rapport, quels temps furent plus propres à rendre cette maladie plus fréquente parmi nous, que les angoisses et les inquiétudes dans lesquelles nous avons vécu pendant si long-temps ?... En général, les enfans nés dans de pareilles circonstances sont nerveux, irritables ; la tête présente un volume remarquable ; on observe du côté des facultés intellectuelles un développement précoce et surnaturel; ils passent pour des prodiges de mémoire, de jugement, de réflexion; on dit vulgairement qu'ils ont trop d'esprit et qu'ils ne vivront pas : adage vrai dans son sens, et que l'on dédaigne, lors même qu'il devrait être la règle à suivre pour l'éducation morale des enfans ainsi organisés.

L'hydrocéphale aiguë s'observe plus spécialement dans les grandes villes; là, on apporte peu d'attention à l'accroissement des organes, on vise à l'esprit et rien de plus. Il n'en est pas de même pour les enfans élevés dans les champs: destinés à devenir tour à tour cultivateurs et militaires, on facilite chez eux le développement des forces physiques, avant de penser à fatiguer le cerveau, et par-là on prépare à l'état des hommes que l'on voit s'illustrer par plus d'un genre de gloire!... Pour rendre ce parallèle plus saillant, empruntons un moment le langage de Delille : «Deux enfans, dit-il, ont sucé le même
» lait; la même nourrice les a portés dans ses
» bras. L'un, sorti de parens pauvres, né pour
» acheter par de rudes travaux le droit de vi-
» vre, reste dans les champs où il reçut le jour:
» là, sauvage élève de la nature, nourri d'un pain
» grossier, courant à demi-nu, il semble avoir
» été jeté au hasard sur la terre. L'autre, né d'un

» père opulent, retourne à la ville sous les
» lambris qui l'ont vu naître, où de nombreux
» domestiques s'empressent autour de lui, où la
» tendresse inquiète d'une mère vole au-de-
» vant de toutes ses fantaisies. Après quelques
» années, comparez-les tous deux : n'examine-
» rez-vous pas à combien peu de frais l'un est
» devenu sain et vigoureux, et combien il en
» a coûté pour rendre l'autre languissant et
» débile ? »

M. Guersent (*Dictionnaire de Médecine*), en parlant de l'hydrocéphale aiguë, dit que cette maladie, comme beaucoup d'autres, est moins fréquente parmi les habitans de la campagne que parmi ceux de la ville; ceux qui sont endurcis au travail y sont beaucoup moins exposés que ceux qui exercent plus leur esprit et leur imagination que leurs facultés physiques.

Vous tous qui êtes chargés de l'instruction publique, de l'éducation des enfans, ne perdez jamais de vue que l'exercice qui développe les forces physiques doit marcher de pair avec l'éducation morale; que les sciences ne peuvent germer qu'imparfaitement dans un cerveau trop excité avant sa maturité!

Les législateurs anciens, bien persuadés que le bonheur de l'homme consistait autant dans l'harmonie de ses facultés physiques que dans ses facultés intellectuelles, avaient fait de la gymnastique la base essentielle de l'éducation nationale; et les médecins de l'antiquité nous prouvent assez, par leurs nombreux ouvrages sur cet art, combien étoit grande la confiance qu'ils lui accordaient dans le traitement des maladies. Les uns et les autres avaient l'avantage d'être écoutés, et 'o n voyait adopter et fleurir les belles institutions que la saine philosophie et la médecine avaient établies de concert pour le bonheur et la conservation des hommes. La vigueur du corps et l'énergie de ses facultés étaient la première récompense que l'on retirait de l'adoption de ces institutions : des exercices répétés, une nourriture frugale, en conservant aux mœurs leur pureté, prévenaient ou dissipaient les maladies (1). *Aristote* et *Platon* regardaient les exercices de la gymnastique comme d'une très-haute importance, et considéraient comme défectueux et mal organisé l'état où ces exercices n'étaient pas institués. *Homère*, dans son 23.ᵉ livre de l'Iliade, en décrivant les jeux célébrés aux funérailles de *Patrocle*, raconte que les exercices du corps étaient en usage chez les Grecs bien avant l'établissement de leur ré-publique.

---

(1) *Voyez* Londe , *Gym. Méd.;* Bompart, *Educ. phys.*

Le corps est l'esclave de l'âme; mais, pour rendre cet esclave plus utile, il faut le rendre plus robuste : or, cette force du corps ne peut être que le fruit d'une éducation mâle. Loin des enfans, d'abord, tous nos mets raffinés, tous nos poisons agréables : l'enfance est l'âge favori de la nature; l'art ne viendra que trop tôt le corrompre; qu'il donne au corps nouvellement formé le temps de se fortifier par l'usage salutaire des mets les plus simples, avant de l'énerver par la délicatesse recherchés de nos perfides alimens.

Etudiez les premières sensations des enfans : tout vous dit que le vain raffinement du luxe n'est pas fait pour eux; leur appétit toujours vif n'a pas besoin d'être réveillé par aucun apprêt. Pour eux, à moins qu'on ait pris soin de corrompre leur goût, les mets les plus naturels sont aussi les plus attrayans. Offrez-leur, d'un côté, les viandes les plus rares; et, de l'autre, présentez-leur des fruits : on devine aisément leur choix, et je suis bien trompé si le verger d'un paysan ne les tente pas beaucoup plus que la table d'un Crésus. Donnez-leur donc une nourriture plus naturelle que délicate; contentez leurs besoins, au lieu de flatter leur goût, et n'introduisez pas dans leur sein les germes de la mort, dès les premiers instans de la vie. Cette sage réserve, cette prudente sévérité, il faut l'étendre à tout, à leurs repas, à leurs exercices, à leurs vêtemens.

La propreté la plus recherchée, dit Mme Campan, la liberté des membres, la régularité la plus ponctuelle pour les heures du sommeil, des repas, sont les bases de la santé des enfans.

Heureux sont les parens dont les enfans sont confiés à des hommes pénétrés de la force et de la vérité de ces principes !... Là, le médecin n'est jamais appelé pour traiter des maladies graves ; la fièvre cérébrale s'y montre rarement, toutes les autres maladies particulières à l'enfance y suivent une marche régulière, et leur terminaison est toujours prompte et heureuse.

On sait, dit Cabanis (1), qu'une bonne éducation physique fortifie le corps, guérit plusieurs maladies, fait acquérir aux organes une grande aptitude à exécuter les mouvemens commandés par nos besoins ; de-là, plus de puissance et d'étendue dans les facultés de l'esprit, plus d'équilibre dans les sensations ; de-là, ces idées plus justes et ces passions plus élevées, qui tiennent au sentiment habituel et à l'exercice régulier d'une plus grande force.

Une entière liberté accordée aux enfans dans les exercices auxquels ils se livrent, en évitant

____

(1) *Rapports du physique et du moral de l'homme.*

toutefois ce qui peut évidemment les blesser ou les exposer à périr, épanouit toutes les forces vitales et rend franc, généreux et humain; une contrainte continuelle rend lâche, timide, dissimulé; la faiblesse envieuse cherche à l'égaler à la force par la ruse et la trahison; ainsi que le corps, l'âme comprimée, avilie, rend le caractère vindicatif et méchant.

Craindriez-vous, en cultivant la force du corps, de nuire aux facultés de l'esprit? croyez-vous qu'une constitution vigoureuse exclut nécessairement les dons de l'intelligence? Soutenir une telle assertion serait évidemment fermer les yeux à la vérité. Les anciens étaient loin d'avoir cette prévention, que quelques modernes ont cherché à accréditer.

Les Grecs envoyaient leurs fils au Portique, au Gymnase, au Lycée, où tour-à-tour on les voyait briguer le prix de la force, de l'adresse et des arts; maintéfois le même front fut chargé de la triple couronne. Aussi, combien d'entr'eux, à la fois guerriers robustes et intrépides, philosophes profonds, ont porté loin la gloire de leur patrie! Si de nos jours on voit peu d'*Epaminondas*, n'en accusons que notre système d'éducation. Nos enfans, élevés d'abord avec trop de mollesse, tenus bientôt sous la férule d'un maître qui les force à rester plusieurs heures la

poitrine courbée sur des livres ingrats et fastidieux, ou dans le silence et le recueillement,
peuvent-ils donner à leurs organes ce développement et cette vigueur, fruits heureux de
l'exercice? Si, au lieu de ne s'occuper que du
moral des enfans en négligeant le physique;
si, au lieu d'être sacrifiées l'une à l'autre, ces
deux parties de nous-mêmes recevaient chacune
l'éducation qu'elle exige, n'en doutez pas,
l'homme parviendrait infailliblement beaucoup
plus près de la perfection et du bonheur (1).
Sénèque dit qu'on ne doit pas violenter la nature,
et qu'il faut proportionner le travail, non aux
forces, mais à la faiblesse des enfans.

Il ne faut pas exercer de trop bonne heure
les facultés de l'âme (a dit depuis long-temps
le célèbre professeur Huffeland); c'est un grand
préjugé de croire qu'on ne puisse commencer
trop tôt à l'exercer. Sans doute on commence
de trop bonne heure, si l'on choisit le moment
où la nature, encore occupée à former les organes du corps, a encore besoin de toute sa
vigueur, ce qui dure jusqu'à l'âge de sept ans.

Si dès cet âge on fait asseoir et étudier les
enfans, alors on enlève à leur corps la partie la
plus noble de leurs facultés ; ils la consument par

---

(1) *Manuel des Jeunes Mères*, par le docteur Léger.

l'opération de la pensée, et il en résulte nécessairement une imperfection dans la conformation des membres, une faiblesse dans les parties nerveuses, de mauvaises digestions, de mauvais sang, des écrouelles, une trop grande activité du système nerveux dans toute la machine, ce qui, pour tout le reste de la vie, occasionne des maux de nerfs, des accès d'hypocondrie, etc. Cependant cela dépend beaucoup de la différence du sujet, de la vivacité plus ou moins grande de son esprit : seulement doit-on avoir soin d'observer précisément le contraire de ce qu'on fait ordinairement. Si l'enfant a, de bonne heure, de la disposition à penser et à apprendre, alors, au lieu de le faire appliquer encore plus, on devrait au contraire modérer son zèle ; car une maturité aussi précoce est presque toujours une maladie, ou du moins un état contre nature qu'il faut plutôt arrêter qu'entretenir ; à moins qu'on aimât mieux en faire un prodige d'éducation qu'un homme sain et capable de vivre long-temps. Au contraire, on peut de meilleure heure mettre un enfant à l'étude, l'exercer à penser, lorsque la partie matérielle surpasse en lui la partie spirituelle, et que celle-ci semble se développer lentement.

L'objet de l'éducation est de procurer au corps la force qu'il doit avoir ; à l'âme, la perfection dont elle est susceptible. Elle commençait chez les Athéniens à la naissance de l'enfant, et ne finissait qu'à sa 20.ᵉ année. Toutefois on n'a pas toujours été d'accord à quel âge on doit commencer à faire étudier les enfans : les uns pensent qu'on ne devrait point les appliquer à l'étude avant l'âge de 7 ans; parce qu'avant ce temps, ils n'ont ni l'esprit assez ouvert pour profiter des leçons qu'on leur donnerait, ni le corps assez robuste pour supporter un travail sérieux.

Quintilien pense que l'on peut commencer de bonne heure à faire travailler les enfans, plutôt à titre d'occupation qu'à titre de travail sérieux. Ce sentiment de *Quintilien* était appuyé par l'autorité de *Chrisippe*, philosophe stoïcien qui s'était occupé beaucoup de l'éducation des enfans. Le docteur Pavet de Courteille (1) veut qu'on ne fasse étudier sérieusement les enfans qu'arrivés à 9 et 10 ans, et cela doit être encore subordonné à l'état de santé ou de souffrance de l'individu.

Nos premiers maîtres de philosophie, dit *Rousseau*, sont nos pieds, nos mains, nos yeux, nos oreilles. Il est certain en effet que, de l'exercice bien dirigé des sens, dépend en grande partie chez l'enfant le développement des facul-

______

(1) Hygiène des colléges.

tés intellectuelles et affectives. Dès le second ou le troisième mois, l'enfant commence à rapporter ses sensations aux objets qui les déterminent. Déjà ses regards se portent avec curiosité sur tout ce qui l'environne, et il répond par un sourire aux caresses maternelles. A mesure qu'il prend plus de force physique, il acquiert aussi des idées nouvelles ; et dès l'âge de deux ou trois ans, ses progrès intellectuels le rendent déjà susceptible de raisonnement. Quelques auteurs ont pensé qu'il fallait profiter de cette admirable disposition de la nature, et qu'on ne saurait trop tôt commencer à instruire les enfans ; mais l'expérience et le bon sens ont démontré depuis long-temps le danger de cette instruction trop précoce. Semblable à une jeune plante dont une culture intempestive tarit bientôt la sève, l'enfant assujetti à des études prématurées reste toujours faible et languissant, et succombe souvent à la fleur de l'âge. Sous ce point de vue, on ne peut nier la justesse de l'adage que nous avons cité.

Tels sont les principes avoués par tous les hommes qui ont mûrement réfléchi sur l'éducation des enfans, principes qui ont d'autant plus de poids, qu'ils sont fondés sur la connaissance approfondie de l'homme physique et de l'homme moral.

Les auteurs ont cru remarquer que les enfans étaient plus particulièrement sujets à l'hydrocéphale aiguë jusques et y compris la 7.e année ; que passé cette époque, qui est aussi celle de la première dentition, ils y étaient moins exposés. *Macbride* dit que l'on observe rarement l'hydrocéphale aiguë chez les enfans au-dessous de trois ans ; elle les attaque le plus souvent depuis cinq ans jusqu'à dix et même plus tard. Nous pensons, et l'expérience nous l'apprend chaque jour, qu'on peut étendre ce temps jusqu'à la puberté ; alors nul doute que l'orgasme qui s'établit dans l'appareil génital ne soit avantageux chez les individus menacés de cette grave maladie, et ne détruise toute espèce de prédisposition à la contracter.

Il y a ici une véritable dérivation, qui devient l'ancre de salut contre une foule de maladies qui jusque-là avaient atteint ou menacé tel ou tel sujet.

L'hydrocéphale aiguë se rencontre aussi chez les vieillards, mais plus rarement chez les adolescens et les adultes. Elle paraît plus commune parmi les petites filles que parmi les garçons.

On a vu tous les enfans issus du même père et de la même mère périr de la fièvre cérébrale. Si nous sommes loin d'admettre un vice *sui generis* de cette maladie transmis par les pères aux enfans, nous sommes d'un autre côté très-portés à croire que les mères peuvent donner le jour à des enfans disposés à contracter cette maladie, d'après les principes que nous avons émis précédemment sur quelques-unes de ces causes éloignées.

Consulté souvent pour des enfans menacés de l'hydrocéphale aiguë, maladie qui déjà avait conduit leurs aînés au tombeau, nous avons la douce satisfaction de croire que par nos soins nous les avons conservés pour le bonheur de leurs parens.

Pour nous résumer sur la part que peut avoir l'éducation au développement de l'hydrocéphale aiguë, nous dirons qu'il est permis, d'après des observations nombreuses, d'envisager comme une cause principale de cette maladie une excitation trop précoce de l'encéphale chez les enfans nés de parens délicats et nerveux, non que nous voulions considérer cette cause agissant d'une manière unique et exclusive : dans les maladies, a dit Hippocrate, tout concourt, tout consent, tout conspire.

On a pensé qu'au nombre des causes qui ont contribué à rendre l'hydrocéphale aiguë plus fréquente de nos jours, la vaccine devait occuper le premier rang. Cette opinion, répandue dans la société et émise particulièrement par les détracteurs de ce précieux antidote de la variole, n'est appuyée d'aucun fait : elle est purement hypothétique. Loin de partager cette opinion, nous pensons que s'il existe des moyens propres à préserver de cette maladie, la vaccine doit en faire partie ; puisque, dans les contrées où cette heureuse découverte est en faveur, on rencontre rarement l'hydrocéphale aiguë. Nous en convenons, et nous ne saurions trop le répéter, cette maladie est plus fréquente aujourd'hui qu'anciennement, et, il est essentiel de le dire en passant, cela peut tenir encore, comme nous l'avons fait pressentir, à la direction que l'on a donnée à l'éducation morale. En effet, jamais les pères n'ont montré plus d'envie de voir leurs enfans s'élever avant la maturité de l'âge au niveau des hommes de génie dont les siècles sont avares. Jamais on ne remarqua plus d'émulation, plus de rivalité qu'aujourd'hui entre les hommes chargés de l'enseignement public, et depuis le frère de la doctrine chrétienne jusqu'au professeur de philosophie, tous visent à former des sujets distingués, des élèves supérieurs dans le genre qu'ils enseignent.

Je ne balance pas, dit *Bernardin de Saint-Pierre*, à attribuer à nos éducations modernes l'esprit inquiet, ambitieux, haineux, tracassier et intolérant de la plupart des européens ; nous ajoutons : les constitutions nerveuses, débiles, et une foule de maladies qui en sont le résultat naturel. D'un autre côté les boissons chaudes, échauffantes, telles que le thé, le café, le vin, les liqueurs n'ont jamais été plus à la mode que dans ces derniers temps, pour les grandes personnes comme pour les enfans ; joignez à cela cette longue kyrielle de sirops vermifuges, de poudres et d'élixirs purgatifs, stomachiques, dont on fait un usage si commun et si intempestif pour les enfans, et vous aurez un aperçu des causes nombreuses qui prédisposent à l'hydrocéphale aiguë (1).

Toutefois, nous devons le proclamer à la gloire du docteur Broussais, depuis la propagation de sa doctrine, quoi qu'en aient dit ses détracteurs, le traitement des maladies et le régime des enfans ont subi d'heureuses modifications.

Si l'on s'en rapporte à ce qu'ont écrit quelques auteurs, tels que *Riverius*, *Baillou*,

---

(1) L'enfant dont l'intelligence n'est pas encore développée ne peut indiquer son mal, ni analyser ce qu'il éprouve ; ajoutons encore que la médecine des enfans est défigurée par une multitude de préjugés populaires et par les fatales prétentions des empiriques, des mères, des nourrices à des connaissances qui réclament un talent d'observation qui n'est pas ordinaire. (*Disc. inaug. par M. Richard de Nancy. Lyon*, 1823, *p.* 29.)

Brassavola, *Ingrassia*, *Conrad - Rhumelius*, *Félix Platerius*, *Willis*, *Saalmann*, *Sauvages*, et, dans ces derniers temps, MM. Mathey et Vieusseux de Genève, la fièvre cérébrale aurait régné à diverses époques d'une manière épidémique. Cependant les seules observations qui semblent déposer le plus en faveur de cette opinion, sont celles rapportées par les deux médecins que nous venons de nommer. L'épidémie de fièvre cérébrale, dont ils donnent l'histoire, se manifesta à Genève au printemps de 1805; elle régna trois mois, fit des progrès rapides et un grand mal dans quelques familles dont elle moissonna tous les membres; elle ne cessa d'exercer ces ravages qu'au moment où la chaleur de l'été eut activé le développement entier de la végétation (1). On peut lire avec fruit, sur cet objet, le profond traité des épidémies qu'a publié mon savant collègue et ami M. le docteur Ozanam (2).

---

(1) Voyez *Journal de Médecine*, par MM. CORVISARD, LEROUX et ROYER, vol. XI. Frimaire an XIV.

(2) *Hist. Médic. générale et particulière des Maladies épidémiques et contagieuses*, etc. 5 vol. in-8.

CHAPITRE II.

DES RAPPORTS SYMPATHIQUES QUI LIENT L'ESTOMAC ET LE CERVEAU.

BIANCHI, *Rega*, *Kaan*, *Boerhaave* et d'autres, ont rapporté l'influence sympathique des lésions de l'estomac sur un grand nombre d'organes divers, à ce que ce viscère est pourvu, surtout dans son orifice gauche, d'une très-grande quantité de nerfs par lesquels il fait sympathiser à ses affections tout le genre nerveux. Cette opinion paraît être fondée d'après la considération du grand nombre des maladies de nerfs, dont la cause primitive est dans l'estomac, comme l'apoplexie, l'épilepsie, l'affaiblissement de la vue, l'hémérolopie, etc. (1).

Aussi, il faudrait se refuser à toute évidence pour nier l'action sympathique qu'exerce cet organe sur le cerveau ; et en effet, depuis le plus léger embarras de l'estomac jusqu'à l'inflammation la plus aiguë, on voit se développer dans l'encéphale et ses membranes des phénomènes morbides constans ; la douleur sus-orbitaire tantôt

____

(1) BARTHEZ , *Science de l'homme.*

obtuse, tantôt aiguë ; le délire léger *subdelirium*, le délire calme ou furieux ; les altérations variées des facultés mentales dans les différens degrés de la gastrite, de la gastro-entérite, sont autant de signes qui mettent au grand jour cette puissance occulte mais active, qui unit l'appareil digestif et l'appareil cérébral.

Lorsque l'irritation de l'estomac est simple, comme à la suite de l'ingestion du café ou de quelque boisson spiritueuse, le cerveau est légèrement excité : alors ses facultés sont augmentées et reçoivent une nouvelle extension ; alors la mémoire, le jugement et la réflexion ont plus d'assurance : mais si l'irritation de l'estomac est poussée plus loin par de nouvelles doses de boissons excitantes, l'irritation sympathique du cerveau se change en maladie qui peut devenir essentielle, ses fonctions se troublent ; de-là, l'ivresse marquée par un délire gai, ensuite furieux, par l'abattement, le sommeil et le coma. Le lendemain de tout cet appareil de phénomènes morbides, dans des organes remplissant des fonctions si essentielles à la vie, il ne reste du côté du cerveau que de la pesanteur et un peu de migraine (céphalée) ; toutefois l'estomac est encore irrité, et la soif, et l'envie des boissons froides acidulées, annoncent qu'il était déjà arrivé au premier degré d'une maladie qui serait devenue plus grave, pour peu que les causes d'irritation eussent persisté dans leurs effets.

Quand l'estomac, dit M. Richond (1), reçoit une dose d'irritation plus forte que ne le comporte l'état normal, soit que les alimens ou les boissons trop stimulantes le déterminent, soit qu'elle lui ait été transmise par un organe souffrant, il se manifeste des symptômes plus ou moins appréciables suivant le degré d'intensité de la cause et celui d'excitabilité de la membrane muqueuse. Dans le premier degré, dans celui qu'on appelle embarras gastrique, en même temps qu'il y a perte d'appétit, bouche amère, langue plus ou moins chargée de mucosités, anorexie, appétence des acides, etc., on peut observer qu'il existe presque constamment une céphalalgie sus-orbitaire plus ou moins vive, ou un sentiment de pesanteur de la tête. Les membres sont comme contus, ils se refusent au mouvement; le moral est souvent atterré; on est morose, taciturne; on semble n'avoir plus d'énergie, n'être plus apte au travail; toute occupation est fatigante. Ces phénomènes s'observent après les excès de table, après l'ingestion de substances excitantes, à l'usage des-

______

(1) *Mémoire sur l'Apoplexie.*

quelles on n'est point accoutumé. La constipation ou l'embarras du gros intestin produit des
vertiges, des étourdissemens, des pesanteurs de
tête, au point souvent de faire craindre une attaque d'apoplexie, ou de simuler même cette maladie. Il y a plusieurs années qu'on fit entrer dans
notre division de l'Hôtel-Dieu une fille domesti-
que âgée de 28 ans, malade depuis plusieurs jours.
Elle était plongée dans une espèce de coma, que
tous les moyens employés jusques-là n'avaient pu
faire cesser. Cette fille, constipée habituellement,
avait le ventre ballonné et rénitent : deux lavemens laxatifs, une once de ricin, en ouvrant le
ventre, firent cesser tous les accidens de la tête,
et, au grand étonnement de ses maîtres, trois
jours après, elle alla reprendre ses occupations.
Mme Ch., arrivée au 5.e jour des couches, se
plaint de douleur de tête, et bientôt se mani-
feste le trouble des facultés intellectuelles : un
lavement avec 2 onces d'huile de ricin fait cesser tous les accidens. Mme P., femme infiniment
respectable, âgée de 80 ans, était sujette depuis
quelques mois à des vertiges, à des étourdissemens qui faisaient craindre d'un moment à l'autre une véritable attaque d'apoplexie ; la constipation seule était cause de tout le trouble
qu'elle éprouvait du côté du cerveau : quelques
laxatifs doux, l'usage des lavemens ont fait dis-

paraître jusqu'à la plus légère trace de l'embarras encéphalique.

Nous pourrions citer un plus grand nombre de faits semblables, observés chez les personnes qui exercent des professions sédentaires, et notamment chez les hommes de lettres.

Baglivi (1) remarque que la constipation rend toujours les maladies de la tête plus violentes.

On sait que la léthargie, l'épilepsie, la mélancolie, l'hypocondrie et l'apoplexie même tiennent souvent à une inflammation chronique de quelques points du tube intestinal.

Lorsque je vois ces tables couvertes de toutes les richesses des quatre parties du monde, dit *Addisson*, je m'imagine voir la goutte, l'hydropisie, la fièvre, la léthargie en embuscade sous chaque plat. Or, l'irritation d'un point quelconque du tube digestif peut produire, du côté du cerveau, des phénomènes sympathiques, qui simulent d'abord des maladies que la constance des causes sous l'influence desquelles elles se manifestent détermine plus tard. Mais c'est surtout dans l'enfance que les sympathies entre le cerveau et l'appareil digestif sont plus évidentes; et cela tient à l'activité de leurs fonctions, à l'exal-

______

(1) Voy. *Praxeos medicæ*.

tation de la sensibilité et de l'irritabilité qui les caractérisent dans ce premier âge.

Le cerveau, d'un autre côté, est bien plus développé proportionnément que dans la suite ; d'autre part, le foie, organe sécréteur de la bile, est aussi très-volumineux ; les alimens, à peine arrivés dans l'estomac, sont digérés, et cette vie active, et cette promptitude à assimiler à nos propres organes les alimens ingérés, expliquent aussi avec quelle facilité l'estomac s'irrite, s'enflamme dans le premier âge. De-là, ces dyssenteries, ces gastro-entérites si communes et si meurtrières parmi les enfans.

L'influence de l'estomac sur la production des affections cérébrales peut souvent être appréciée chez les enfans qui, à raison de l'excessive sensibilité dont ils sont doués, ont les sympathies très-actives, et présentent en outre une prédominance d'action du cerveau assez remarquable.

La plupart des médecins ont vu qu'une nourriture de mauvaise qualité, que l'usage de boissons excitantes pouvaient devenir cause de convulsions, d'hydrocéphale.

Dans la première enfance (observe Zimmermann, *Traité de l'expérience, tom. 2, pag. 284*), l'homme est beaucoup plus mobile et plus sensible que dans un âge fait, à cause du volume

3

considérable de la tête, proportionnément aux autres parties du corps : c'est ce qui fait que les petits enfans sont sujets à toutes sortes de maladies convulsives, conséquemment à l'effet de l'irritation qui est toujours très-grande chez eux. La seule acidité qui se trouve dans l'estomac et dans les intestins leur cause déjà les spasmes les plus violens, etc. etc.

Vanhelmont, dans un temps où les sympathies organiques étaient moins connues que de nos jours, appréciant déjà le rôle important que joue l'estomac dans les grands actes de la vie, n'avait pas craint d'y placer son archée. Le cerveau, le cœur, et le ventricule, d'après *Bordeu* (1), forment un triumvirat qu'il appelle le trépied de la vie : par leur union et leur concert merveilleux, ils pourvoient à la vie de chaque partie et à chaque fonction ; ils sont enfin les trois principaux centres d'où partent le sentiment et le mouvement, et où ils reviennent après avoir circulé ; car la santé ne se soutient que par cette circulation constante. Les rapports sympathiques nombreux unissent tous les viscères internes, dit *Bichat* (2), avec le cerveau ou

____

(1) *Œuvres complètes,* édition de 1818, page 831.

(2) Bichat, *Recherches sur la vie et la mort,* page 65.

avec ses différentes parties. Chaque pas fait dans la pratique nous offre des exemples d'affections de cet organe, nées sympathiquement de celles de l'estomac, du foie, des intestins, de la rate, etc. On peut fréquemment observer que la grande activité de l'organe pensant est souvent entretenue par les spasmes des viscères du bas-ventre, ou par des points de sensibilité vicieuse établis dans leurs régions. Plénitude ou vacuité, activité ou inertie, bien-être ou malaise de l'estomac, tout, en un mot, jusqu'aux singularités les plus fugitives de son goût et de son appétit, va retentir à l'instant dans le centre cérébral ; et souvent on retrouve les traces de ses moindres caprices dans le caractère ou la tournure des idées, et dans les déterminations volontaires les plus distinctes, aussi bien que dans les penchans instinctifs les moins raisonnés. Cette fougue, cette impétuosité avec laquelle le sang se porte dans le cerveau provient souvent des mouvemens irréguliers et des spasmes qui se forment fréquemment dans les membranes de l'estomac (1). *Grimaud, Dumas, Lacaze, Barthez, Cabanis*, et tous les physiologistes de nos jours, ont reconnu l'étroite liaison qui existe entre le cerveau et l'estomac; Hippocrate lui-

---

(1) Pomme, *Traité des Vapeurs.*

3.

même avait déjà remarqué les sympathies du ventre avec les autres parties du corps.

Dans ces derniers temps, le professeur Broussais, entraîné peut-être trop loin dans l'extension qu'il a donnée à sa doctrine médicale, a placé dans l'estomac le siége primitif du plus grand nombre des maladies, parce qu'en effet cet organe a été vu par le professeur du Val-de-Grâce plus ou moins affecté dans toutes les maladies : mais s'il est constant que l'estomac influence tous les tissus, tous les appareils d'organe, il est aussi vrai de dire que tous l'influencent à leur tour. Dès-lors, pour expliquer la nature de toutes les maladies, il n'est pas nécessaire d'en rechercher toujours la racine dans l'estomac.

Quoi qu'il en soit, nous aimons à le proclamer hautement, M. Broussais a rendu un service signalé à la science médicale en localisant les maladies, et en fixant l'attention des médecins sur la fréquence des irritations de la muqueuse gastro-intestinale dans une foule de maladies, et surtout dans les fièvres dites essentielles.

Depuis plusieurs siècles, et jusqu'à ce grand praticien, une foule de maladies qui tiennent essentiellement à l'inflammation de cette membrane, ainsi que l'avaient déja observé *Botal*, *Sydenham*, *Baglivi*, *Stoll*, avaient été méconnues, et traitées par des méthodes excitantes :

on connaît les résultats malheureux auxquels cette pratique conduisait chaque jour !.....

Grâce au génie investigateur du créateur, ou, si mieux l'on aime, du régénérateur de la nouvelle doctrine médicale, la science éclairée par le flambeau de l'observation, dénuée d'hypothèses, brille d'un éclat que la mauvaise foi, ni l'esprit détracteur ne pourront ternir, ni arrêter dans ses progrès futurs !...

Dans l'état de santé, comme dans celui de maladie, le cerveau exerce à son tour sur l'estomac une influence qui a été également observée par les physiologistes et par les praticiens de tous les temps ; dans l'état de santé, ne semble-t-il pas commander à la faim et à la soif, et suspendre les sensations qui nous apprennent le besoin qu'ont nos organes de réparer les pertes qu'ils font à chaque instant ? ainsi, l'on voit très-souvent des savans, des hommes de lettres oublier les heures du repas, et passer plusieurs jours sans manger. Dans les champs de la victoire, on a vu cent fois nos soldats, pleins de cet amour de la gloire inné chez les Français, se passer d'alimens pendant plusieurs jours !.... Dans cet état de choses, l'exaltation des facultés du cerveau paralyse celles de l'estomac ; aussi les hommes livrés plus spécialement aux travaux de l'esprit, sont en général maigres, ils digèrent lentement, et l'appareil digestif ne joue dans l'ordre de leur organisation qu'un rôle très-passif.

Dans l'état de maladie, on remarque journellement, dans la pratique, que les affections morales conduisent aux affections organiques de l'estomac; que la commotion du cerveau et les différens degrés d'irritation de cet organe ou de ses membranes produisent consécutivement tous les phénomènes de la gastro-entérite, de la gastro-duodéno-hépatite.

Nous ne finirions pas de sitôt, si nous voulions relater ici tous les faits qui établissent les rapports sympathiques qui lient le cerveau et ses enveloppes avec l'appareil digestif; mais, dans l'état où se trouve la science, et pour nous diriger dans le diagnostique, le pronostic et la thérapeutique de la maladie dont nous nous occupons, nous devions préluder par ces considérations générales.

CHAPITRE III.

DE L'HYDROCÉPHALE AIGUË IDIOPATHIQUE.

Nous distinguons l'hydrocéphale aiguë , eu égard aux causes qui la déterminent, en hydro-céphale aiguë idiopathique ou essentielle , et en hydrocéphale aiguë sympathique ou symptomatique ; l'espèce qui fait le sujet de ce chapitre se compose de toute collection de sérosité exhalée en peu de jours par l'arachnoïde affectée idiopathiquement. Elle embrasse , par conséquent, et l'hydropisie des ventricules , et cet épanchement séreux qui a son siége à la surface du cerveau. Cette seconde variété de la même maladie n'était point inconnue des anciens ; *Galien* en avait fait une de ses quatre espèces. Quoique le père de la médecine ne nous ait rien laissé sous le nom d'hydrocéphale, il a pourtant décrit, dans le 2.ᵉ livre des maladies (*Sect.* 15, *édit. de Gardeil, d'après celle de Foës*), une collection aqueuse du cerveau qui ne peut être que l'hydrocéphale aiguë ; il lui donne pour caractère les douleurs vives aux tempes, au sinciput, les frissons, la fièvre irrégulière, la douleur des yeux, la division des prunelles dans leur direction, en sorte qu'on voit les objets doubles ; des vertiges, l'impression douloureuse du soleil ; des tintemens d'oreille, des vomissemens de salive ou pituite : il conseille les sternutatoires, les purgatifs, surtout l'ellébore ; enfin il indique le trépan, ce qui prouve qu'Hippocrate n'avait aucune idée de l'hydropisie des ventricules, et qu'il supposait que l'épanchement avait toujours lieu à la surface du cerveau et dans sa partie supérieure.

Il est donc à peu près démontré que l'hydrocéphale aiguë était inconnue aux anciens, et que tout ce qu'on a publié sur cette maladie appartient aux modernes, et surtout aux Anglais qui, les premiers, en ont publié des observations exactes. Toutefois on rencontre çà et là, dans quelques ouvrages où des fièvres malignes sont traitées, plusieurs faits qui ont trait à l'hydrocéphale aiguë. C'est ainsi que deux ans avant que *Whytt* et *Fothergill* fissent connaître leurs recherches sur l'hydrocéphale aiguë des ventricules, *Mézerai* décrivait à peu près, dans son traité des maladies des armées, cette même maladie sous le nom de fièvre cérébrale. *Pringle*, *Huxam*, *Cullen*, dans les observations qu'ils ont publiées et qui ont rapport à cette maladie, ont considéré l'épanchement comme compliquant une autre maladie, mais non comme la conséquence d'une maladie essentielle. L'illustre auteur de la *Nosographie philosophique*, dans les premières éditions de son ouvrage, l'avait distinguée comme une variété de la fièvre ataxique, et, à l'exemple du docteur Chardel, l'avait décrite sous le nom de fièvre cérébrale. Ce n'est que dans l'édition de 1813 qu'il a reconnu son caractère essentiel, et qu'il l'a placée dans la classe des hydropisies.

L'hydrocéphale aiguë essentielle affecte de préférence les enfans, à cette époque de la vie comprise entre les deux dentitions; ceux doués d'une constitution nerveuse et sanguine, qui sont sujets aux convulsions, qui ont aisément le sang porté à la tête; ceux chez lesquels on remarque, comme nous l'avons déjà dit, une intelligence précoce; on l'observe aussi, mais plus rarement, chez les adultes. Il semble, d'après divers auteurs, qu'elle est plus commune dans certains pays et certaines villes, telles que Paris, Genève, Lyon; que dans d'autres contrées, telles que la Hollande, la Suisse, où *Camper* et *Tissot* ne l'ont jamais remarquée (1).

____

(1) Mon père, Nicolas Levrat, qui exerce la médecine depuis cinquante ans dans le Bugey, ne l'a jamais rencontrée dans cette province, où, grâce à son zèle pour les découvertes utiles, la vaccine jouit de le plus grande faveur.

CAUSES.

Les causes qui donnent naissance à l'hydrocéphale aiguë essentielle, sont les chutes sur la tête, les contusions quelconques de cette partie; l'exposition long-temps continuée à l'action du soleil dans tous les temps, mais surtout les premiers jours du printemps, qui est aussi la saison où l'on remarque le plus cette espèce d'hydrocéphale; les répercussions des achores ou humeur laiteuse auxquels sont sujets les enfans; la suppression de quelque exutoire ou de quelque hémorragie nasale, etc.; celle de la transpiration de la tête, suite de l'usage intempestif et empirique des calottes de toile cirée, si prônées par ceux qui n'ont aucune connaissance en médecine; les accès de colère, les violens mouvemens de l'âme, la constitution qui facilite le règne des fièvres ataxiques, des fièvres scarlatines : alors l'hydrocéphale prend le caractère épidémique, ainsi que l'a remarqué *Vieusseux* de Genève.

La cause prochaine nous est peu connue : pour l'expliquer, nous ne rappellerons pas les diverses théories émises tour à tour par *Whytt*, *Fothergill*, *Darwin*, *Cullen*, sur cette matière; tout porte à croire, surtout d'après les travaux du célèbre professeur Lallemant, qu'une vive irritation de l'arachnoïde amène une exhalation extraordinaire de sérosités, de la même manière qu'une violente contusion du genou, ou l'excitation produite sur la membrane capsulaire par le principe rhumatismal, remplit en peu de temps la cavité articulaire du produit de ses exhalans.

Quant au rôle passif que l'on suppose joué par les vaisseaux absorbans, il est difficile d'avoir une opinion fondée, tant que des faits ne seront pas venus l'éclairer. Nous savons, d'une façon positive, que toute membrane séreuse vivement irritée ou phlagosée éprouve une augmentation d'exhalation; mais il nous est impossible de dire si, dans cet état de choses, l'action des absorbans est seulement disproportionnée à celle des exhalans, ou complètement suspendue. Tout porte à croire qu'il y a toujours un défaut d'équilibre, plus ou moins prononcé, dans l'action combinée de ces deux ordres de vaisseaux, et que de-là résulte l'épanchement. M. le docteur Polinière, mon collègue à l'Hôtel-Dieu, pense que d'après la marche des symptômes et les résultats cadavériques, l'hydrocéphale aiguë des ventricules est liée à une phlegmasie plus ou moins intense, plus ou moins étendue, soit du cerveau, soit surtout des méninges, et semble n'en être qu'un produit; mais que plus souvent encore tout ce désordre morbide lui paraît dépendre d'une irritation spéciale inconnue des vaisseaux blancs, et notamment des exhalans, sans que les signes ou les traces d'une phelgmasie de la pulpe cérébrale ou de ses membranes soit appréciable par les sens (1). Indépendamment de plusieurs observations consignées dans les auteurs qui traitent des maladies du cerveau, qui viennent à l'appui de cette opinion, nous tenons de MM. Ozanam, Sénac, Gubian, Pointe, David, plusieurs faits recueillis dans leur nombreuse pratique, qui déposent encore en sa faveur.

SYMPTOMES.

UNE céphalalgie violente, continuelle, qui s'exaspère par le moindre bruit et la lumière, qui occasionne des gémissemens à l'enfant et le fait se plaindre sans cesse de la tête, annonce le début de l'hydrocéphale aiguë; si l'enfant n'a pas encore l'usage de la parole et qu'il ne puisse indiquer le lieu de ses douleurs, il porte les mains à la tête, se frotte les yeux, et s'introduit les doigts dans la bouche, comme s'il voulait en

______

(1) Voyez *Etud. cliniq. sur les Emissions sanguines*, par le docteur Polinière, tome 2, page 710.

extraire quelque chose qui le gêne. Une fièvre légère, peu prononcée, accompagne ordinairement ce premier état. Sans caractère déterminé, elle est sujette à des intermissions et des redoublemens momentanés d'inquiétudes, d'agitations perpétuelles, des mouvemens convulsifs des muscles de la face ; quelquefois la douleur de la tête alterne avec des douleurs dans différentes régions du corps ; il y a des vomissemens et des maux de cœur qui se renouvellent à chaque instant ; la peau est tantôt chaude, tantôt froide ; la figure s'anime et se décompose d'un moment à l'autre. On observe la même variation dans le pouls, qui est tantôt fréquent, tantôt régulier, tantôt naturel, tantôt plus lent que dans l'état de santé, surtout vers la fin de la maladie, époque à laquelle il est en outre plus lent d'un côté que de l'autre (1). Presque toujours la langue est nette et légèrement jaune, sans signe d'irritation gastrique, malgré une sensibilité particulière à

---

(1) M. Martin le jeune, qui est à Lyon le médecin qui a vu le plus d'enfans atteints d'hydrocéphale aiguë, a remarqué que dans cette maladie le pouls était petit, serré, et présentait un caractère qui ne s'observe que dans l'hydrocéphale ; c'est aussi ce célèbre praticien qui a remarqué une espèce de rapprochement et d'éloignement des lèvres avec bruit, dont les auteurs ont peu parlé.

l'épigastre, qui augmente dans les momens où la douleur de tête semble se calmer.

L'assoupissement léthargique survient ; il y a dilatation de la pupille, strabisme, oscillations et mouvemens convulsifs de l'œil, qui se renverse fortement en haut. D'abord les yeux fuyent la lumière, et ne peuvent la supporter, tandis que plus tard, quoiqu'à moitié fermés, ils deviennent insensibles à son éclat. En un mot, les yeux prennent un caractère qu'on ne peut rendre, mais qui n'appartient qu'à l'hydrocéphale ; et leur fixité, dans les momens qui suivent les mouvemens convulsifs de la tête, semble tenir de l'extase, ou annoncer un sentiment profond de calme ou de contentement intérieur. La face offre souvent une chaleur et une rougeur inégales. Ainsi une pommette est colorée, tandis que l'autre est pâle ; en général, il y a prostration des forces dans l'intervalle des crises douloureuses qui font pousser des cris aigus à l'enfant ; ces cris, qu'on ne peut entendre sans éprouver la plus vive émotion, semblent involontaires ; car les enfans de sept ans, interrogés sur leurs causes, ne peuvent donner une réponse satisfaisante : ils crient, disent-ils, sans le vouloir, et souvent au milieu du sommeil ; constamment la maladie s'exaspère tous les soirs. Il y a constipation, et si la diarrhée survient, elle soulage le malade, quoique les matières qu'elle fait rendre soient vertes. Si elle est de courte durée, il ne faut point s'en effrayer : les urines coulent goutte à goutte, sont brûlantes et troubles, comme dans toutes les hydropisies ; le sédiment qu'elles présentent est une matière blanchâtre, mucilagineuse, qui tantôt se précipite au fond du vase comme un mucus glaireux, et d'autrefois reste suspendu dans le liquide sous la forme de petits grains blanchâtres. *Odier* et *Vieusseux* de Genève ont observé que ce sédiment est parsemé de petits points brillans, comme autant de petits cristaux. Nous avons soumis à des expériences chimiques les urines de plusieurs enfans atteints d'hydrocéphale aiguë, elles nous ont constamment offert cette particularité notée par ces deux praticiens. Lorsque la maladie arrive, comme le disent les auteurs, à sa troisième période, la scène change et devient plus effrayante ; aux symptômes déjà indiqués, il faut ajouter la perte complète du sens de l'ouïe, les grincemens de dents, l'émiplégie, l'état vultueux de la face, des sueurs froides de la tête, les convulsions par intervalle, la saillie des yeux hors de leur orbite, la cécité, l'injection de la conjonctive, enfin l'apoplexie qui termine ordinairement la vie du malade.

Ces phénomènes, qui marquent le trouble et

la profonde altération des fonctions du cerveau et en général de tout le système nerveux de la vie organique, sont autant l'effet de la compression qu'exerce sur la masse encéphalique l'injection pathologique des vaisseaux capillaires de l'arachnoïde, que l'épanchement séreux qui succède à son inflammation ; il suffit quelquefois de l'action d'une seule de ces deux causes pour produire les symptômes ci-dessus mentionnés, puisqu'à l'ouverture du corps des sujets morts d'hydrocéphale aiguë, on ne rencontre souvent qu'une simple injection des vaisseaux des méninges, sans épanchement, tandis que d'autres fois on ne trouve que l'épanchement sans trace d'inflammation. Lorsque la maladie n'a pas été arrêtée dans sa marche par un traitement rationnel, arrivée vers le 14.ᵉ jour, l'influence sympathique qui se réfléchit de l'appareil cérébrale sur l'appareil digestif, se manifeste par les nausées, et les vomissemens de matière porracée ; la rougeur et la sécheresse de la langue, la soif, la sensibilité à l'épigastre, la tympanite et les déjections alvines verdâtres.

PRONOSTIC.

Si le médecin ne doit pas aborder le traitement d'une maladie sans en avoir établi le diagnostic, il ne lui est pas moins utile d'en prédire l'issue et de prévoir les accidens qui peuvent survenir : c'est-là ce qui constitue le pronostic, science à laquelle Hippocrate attachait une haute importance, que les médecins modernes n'ont point négligée, et d'où dépend si souvent la réputation du médecin. (*Compte-rendu des trav. de l'Académie de Lyon, par M. le docteur de Laprade. 1825. Page 25.*)

D'après l'opinion d'un très-grand nombre de médecins parmi lesquels on cite *Fothergill*, *Watson*, *Whytt*, *Willan*, *Percival*, *Odier*, *Vieusseux*, et M. Bricheteau, qui a publié un ouvrage très-estimé sur l'hydropisie aiguë des ventricules, le pronostic de l'hydrocéphale est plus ou moins favorable. Les uns l'ont considérée comme essentiellement mortelle, tandis que d'autres affirment l'avoir guérie plusieurs fois. M. Bricheteau dit, que sur dix-huit malades soumis à son observation, trois ont été guéris par ses soins ; M. Itard assure avoir obtenu le même succès. Nous sommes encore plus heureux dans notre pratique ; car nous ne perdons qu'un douzième de nos hydrocéphales aiguës : encore obtiendrions-nous plus de succès si nous étions appelés assez tôt pour arrêter le développement des accidens graves, contre lesquels, nous en convenons, tous les moyens viennent souvent échouer. Nul doute que l'impulsion donnée à l'étude des maladies ne soit propre à éclairer leur diagnostic, et diriger le traitement qui devient d'autant plus rationnel qu'il est basé sur les connaissances physiologiques spéciales. Concluons, toutefois, que si des médecins du premier mérite, tels que *Nisbet*, *Willermer*, le grand *Boerrhaave*, ont placé cette maladie au-dessus des ressources de la médecine, et que si l'illustre *Camper* a été jusqu'à proscrire tout remède, dans la crainte d'aggraver le mal, cela ne tient qu'à l'état d'enfance dans lequel était alors l'anatomie pathologique qui contribue si puissamment de nos jours aux progrès des sciences médicales. En effet, est-il rien de plus heureux pour l'humanité que ce concours universel de recherches, de méditations ; que cet échange de savoir, de découvertes, entre les médecins de tous les pays ? Quelle émulation ! quel amour pour l'étude ! quel ardent désir d'étendre le domaine d'une art qui ne s'agrandit que par l'observation dégagée de toute hypothèse [*A*] !

Honneur vous soit rendu, immortels *Haller*,

Morgagni, *Grimaud*, *Barthez*, *Bordeu*, *Dumas*, *Bichat!* vos travaux, basés sur la connaissance approfondie de l'homme, vivront dans tous les siècles; ils offriront au jeune médecin un champ fertile où il trouvera toujours quelque chose à glaner. Gloire aussi à vous, célèbre *Broussais!* non content de puiser dans les écrits de ceux qui vous ont précédé dans la carrière que vous parcourez avec tant d'éclat; vous ajoutez sans cesse de nouveaux matériaux à l'édifice médical, et vos succès ont signalé la nouvelle doctrine qui servira incessamment de guide à tous les enfans d'Hippocrate!...

Une foule de circonstances peuvent faire varier à l'infini le pronostic de l'hydrocéphale aiguë: l'âge du malade, la difficulté de le soumettre au traitement, l'état avancé de la maladie au moment où le médecin est appelé, les complications qui peuvent venir entraver sa marche vers une solution heureuse, sont autant d'incidens qu'il faut prévoir et faire entrer dans le prononcé du diagnostie. Ici, comme dans toutes les maladies graves, le médecin doit se rappeler le *judicium difficile* d'Hippocrate, être bien réservé dans les craintes et les espérances qu'il transmet aux parens du malade: on a vu des enfans chez lesquels tous les signes d'une mort prochaine caractérisaient l'hydrocéphale, revenir

4.

par des degrés insensibles vers le mieux et la guérison; tandis que d'autres, dans un état qui semble être l'indice d'un retour prochain à la santé, sont enlevés par une mort inopinée: *Morborum acutorum non omninò tutæ sunt prædictiones, neque mortis, neque sanitatis. Hipp. Haph.* 19. sect. (1) [*B*].

AUTOPSIE CADAVÉRIQUE.

L'EXAMEN des corps après la mort a servi et sert chaque jour à éclairer le diagnostic de certaines maladies peu connues; aussi, on ne doit pas être étonné si les médecins de l'antiquité, privés du secours de l'autopsie des corps, ne pouvaient expliquer les phenomènes des maladies que par des hypothèses puisées dans la physique, l'alchimie et l'astronomie. Le faux respect que l'on avait pour les morts empêchait

---

(1) N'abordez et ne quittez un malade en danger qu'avec un air calme et serein, dit notre honorable collègue M. le docteur Monfalcon. N'est-il plus au pouvoir de l'art de le rendre à la vie? ce serait d'une âme féroce que de parler de lui en sa présence comme d'un homme abandonné. N'a-t-on pas vu d'ailleurs des malades dans un état désespéré être rappelés au jour? et qui sait si un mot inconsidéré ne refermerait pas la pierre sépulcrale sur celui qui allait échapper au tombeau? (*Dict. des sciences méd.*, tom. *XXXI, p.* 376 *et* 378.)

qu'ils pussent retirer quelque avantage de l'étude de la matière privée de vie, et changer ainsi leurs défaites en autant de victoires.

Le corps des sujets morts d'hydrocéphale aiguë présente un aspect jaune clair, parsemé souvent de taches de couleur de lie de vin foncée, de forme lenticulaire; la maigreur est extrême, lors même que la maladie a été de courte durée, et s'est terminée avant le 21.ᵉ jour. Le cuir chevelu est quelquefois boursouflé, emphysémateux : divisé par le scalpel, il fait entendre une crépitation remarquable. En pénétrant dans le crâne, on trouve les membranes plus ou moins rouges, les vaisseaux sanguins répandus sur le cerveau, et les sinus de la dure-mère plus ou moins remplis de sang. Quelques auteurs ont vu ces derniers distendus par un fluide aériforme : de ce nombre sont *Morgagni*, *Lieutaud* et l'illustre Portal.

Si la maladie a été courte, on ne trouve que peu de sérosité roussâtre entre les feuillets de l'arachnoïde; si les ventricules en contiennent, c'est l'antérieur qui en offre le plus, d'où le liquide passe dans les cavités latérales. Si, au contraire, la maladie a suivi les différens degrés assignés par les auteurs, et que la mort ne soit arrivée qu'au 40.ᵉ jour, à la sérosité qu'on observe à la surface du cerveau se joint presque toujours des flocons de matière purulente parsemés de distance en distance : ici l'on trouve fréquemment l'arachnoïde épaissie et désorganisée. Le professeur Laennec, dont les travaux ont enrichi le domaine des sciences médicales, avait reconnu des granulations tuberculeuses dans la substance du cerveau et du cervelet, dans les couches des nerfs optiques, et même dans les méninges. Les ventricules contiennent aussi une plus grande quantité de sérosité; et quelques auteurs assurent en avoir recueilli jusqu'à deux ou trois pintes, ce qui (malgré le respect que nous leur portons) nous paraît un peu exagéré. Quelquefois l'épanchement n'a lieu que dans le canal rachidien, ainsi que nous l'avons rencontré un bon nombre de fois. La sérosité épanchée est limpide, inodore; elle ressemble à celle de toutes les hydropisies, avec cette différence cependant, qu'elle n'est coagulable, ni par les acides, ni par la chaleur, ni par l'alkohol, attendu qu'elle ne contient qu'une très-petite quantité d'albumine. Cette remarque a été faite par *Fabrice de Hilden, Stalpart, Watson, Lecat, Vieusseux*, et MM. Mathey et Haldat. Ce dernier médecin a communiqué à la Société de médecine de Paris l'analyse du produit d'un épanchement aigu dans le cerveau, dont voici le résultat.

Le liquide expérimenté était inodore, transparent, d'un goût salé ; à la suite de l'évaporation, il a présenté un résidu brun, qui a fourni, sur 100 parties :

Muriate de soude.　96, 5.
Eau. . . . . . 　1, 5.
Albumine . . . 　0, 6.
Mucus . . . . . 　0, 3.
Gélatine. . . . 　0, 9.
Phosphate de soude, quantité indéterminée.

Toutefois, cette proportion dans les différentes substances que l'on rencontre dans la sérosité qui forme les épanchemens aigus du cerveau varie à l'infini, et il serait difficile d'en fixer la quantité d'une manière constante. Ainsi que nous l'avons déjà dit, tantôt ce liquide est plus ou moins coloré en rouge, en jaune ; il est tantôt entre les feuillets de l'arachnoïde, tantôt à la surface du cerveau, d'autrefois dans sa substance même, dans ses ventricules ou dans le canal rachidien ; ou enfin quelquefois on n'en trouve pas une goutte, ainsi que l'ont remarqué M. Mathey et *Vieusseux*, sur quelques-uns des enfans morts à Genève de l'épidémie qu'ils ont décrite.

Concluons donc que l'épanchement n'est que l'effet et non la cause de l'hydrocéphale aiguë, et que la mort peut arriver sans son concours.

Si, de l'examen du cerveau et de ses dépen-
dances, nous passons à celui des organes de l'appareil digestif, nous trouverons la membrane
muqueuse enflammée, engorgée et en suppura-
tion; nous verrons les parois de l'estomac augmentées dans leur épaisseur, disposées à se dé-
chirer et presentant cette espèce de ramollisse-
ment décrit avec un rare savoir par le docteur
Jaëger. Les intestins participent aussi a cet état
pathologique: ainsi on les rencontre enflammés,
invaginés et souvent parsemés de points gangre-
nés. Ordinairement ils contiennent des lombries. De tous les autres viscères de l'abdomen,
le foie est celui qui s'est trouvé le plus fréquemment affecté : sa couleur, son volume et sa
consistance sont hors de l'état normal, et il n'est
pas rare de trouver dans son parenchyme de
petits kistes remplis de pus.

CHAPITRE IV.

HYDROCÉPHALE AIGUË SYMPATHIQUE.

L'HYDROCÉPHALE aiguë sympathique ne se développe que consécutivement à une autre maladie; elle est l'espèce la plus fréquente. L'apareil cérebral, influencé par tous les tissus, par tous les organes, reçoit la réaction sympathique qu'ils exercent sur lui dans l'état de maladie comme dans l'état de santé. Or, les causes qui donnent naissance à l'hydrocéphale aiguë sympathique sont infiniment nombreuses et variées; ainsi, on la voit survenir à la suite et dans le cours des phlegmasies cutanées, telles que la variole, la rougeole, la scarlatine, de celle des membranes muqueuses, surtout de celle qui tapisse l'appareil digestif. On voit souvent l'hydrocéphale aiguë sympathique se manifester dans le cours de la gastrite, de l'entérite ou de la gastro-entérite; et c'est surtout sous l'influence de cette maladie, à laquelle les enfans et les adolescens sont très-sujets, qu'on la voit se developper le plus ordinairement. L'hydrocéphale aiguë sympathique s'observe encore dans le cours des fièvres muqueuses adynamiques, ataxiques, qui, d'après le professeur Broussais, sont autant de modifications de la gastro-entérite. La céphalite peut aussi se terminer par un épanchement aigu dans les ventricules, et constituer une véritable hydrocéphale aiguë.

De toutes les maladies qui peuvent donner naissance à l'hydrocéphale aiguë symptomatique, la gastro-entérite est la plus importante à considérer ; et le moment n'est peut-être pas éloigné où tous les médecins reconnaîtront, avec le professeur du Val-de-Grâce, que l'inflammation de la muqueuse gastro-intestinale est le prototype du plus grand nombre des maladies. Quant à nous, nous sommes convaincus que l'on peut réduire à deux espèces la maladie qui nous occupe. La première commence dans le cerveau et les méninges qui l'enveloppent de toutes parts, et après avoir signalé son existence dans le lieu même où elle s'est développée, produit bientôt sur tout l'appareil gastrique des phénomènes secondaires et sympathiques qui constituent une maladie qui aggrave la première dans certains cas, tandis que dans d'autres circonstances elle en diminue le danger.

La 2.ᵉ espèce commence à l'estomac et dans les intestins. Après quelques jours, si le mal n'est entravé dans sa marche, il s'irradie du côté de l'appareil cérébral, y produit le trouble des facultés intellectuelles, altère les fonctions de la vie animale, et peut, ainsi que dans la première espèce, se terminer par un épanchement aigu, ou par une inflammation de tout le système encéphalique.

Nous avons énuméré les signes de la première espèce qui constituent l'hydrocéphale aiguë idiopathique ; nous allons, en peu de mots, indiquer ceux qui caractérisent la 2.ᵉ espèce.

SYMPTOMES ET MARCHE DE LA MALADIE.

A la suite des écarts dans le régime, de l'usage d'alimens peu en rapport avec la délicatesse des organes digestifs des enfans ; de l'ingestion du vin, de l'emploi de certains vermifuges laxatifs que l'on prodigue dans le jeune âge, dans la vue de chasser les vers : la soif se manifeste, la langue devient rouge sur les bords et vers la pointe, elle se sèche bientôt ; les vomissemens ont lieu , ils font rendre les boissons et avec elles un liquide verdâtre et nauséabonde ; l'épigastre tendu est sensible au toucher ; le mal s'étend du côté des intestins, le ventre devient douloureux, il se météorise ; le pouls, mou, large d'abord , se resserre au fur et à mesure que l'inflammation gagne le tube intestinal ; les déjections alvines sont fréquentes, la matière évacuée est verte, et répand une odeur fétide.

Aux environs du 7.e jour, la réaction sympathique a lieu vers la tête : les facultés intellectuelles se troublent, les fonctions du système
nerveux de la vie animale s'altèrent de plus en
plus ; de-là, le délire, le trismus, les cris perçans,
l'assoupissement, la surdité, la cécité, le soubresaut des tendons, la carphologie, la déglutition difficile, la paralysie de quelque membre,
l'émiplégie, et la mort qui arrive vers le quaran-
tième jour.

Quoique cette espèce d'hydrocéphale aiguë
puisse atteindre les individus de tout âge, on la
remarque plus souvent chez les enfans et les
adolescens. La première espèce est plus fréquente au printemps ; celle-ci règne plus volon-
tiers au moment des chaleurs.

Toutefois le pronostic de cette 2.e espèce est
moins grave que celui de la première : on voit
parfois, dans le long cours des fièvres de mauvais
caractère, de la gastro-entérite aiguë, tous les
signes qui dénotent l'épanchement du cerveau
se dissiper soit par les seuls efforts conservateurs
de la nature, soit par l'emploi de quelques dérivatifs énergiques appliqués à propos, ou de
quelques diurétiques puissans, tels que les
préparations de digitale combinées avec le
proto-chlorure de mercure.

La disparition presque subite des symptômes

qui semblaient signaler l'épanchement, a fait penser à quelques médecins qu'ils étaient purement nerveux, et qu'il n'y avait pas de raison pour croire à l'épanchement. Il ne faut point pousser trop loin ce doute philosophique. Quoique l'anatomie démontre à peine quelques vaisseaux absorbans dans le cerveau, cet organe n'en est pas moins compris dans cette loi générale et immuable qui accorde à toutes les cavités exhalantes la faculté de résorber le liquide qu'elles ont surabondamment exhalé.

CHAPITRE V.

MALADIES QUI PEUVENT SIMULER L'HYDROCÉPHALE AIGUË.

PLUSIEURS maladies graves de l'appareil cérébral peuvent simuler l'hydrocéphale aiguë: ainsi
la phrénésie annoncée par la. douleur vive de
la tête, le pouls serré, petit, fréquent, le délire
sourd, l'assoupissement, la prostration des forces, une roideur tétanique des muscles du cou
et de la mâchoire; l'endolorissement de tout le
cuir chevelu et de la peau du cou, offrent une
grande partie des caractères qui appartiennent
à l'hydrocéphale aiguë, par laquelle elle se termine d'ailleurs très-souvent. En un mot, quand
on compare la marche de ces deux maladies, les
sujets qui en sont plus particulièrement atteints,
les causes qui les déterminent, les symptômes
qui les signalent, on est conduit à les considérer
comme deux maladies de la même nature, diffé-
rent seulement entr'elles par plus ou moins
d'intensité, et pouvant sans inconvénient être
confondues sous le rapport du traitement, attendu que le même peut leur être appliqué. Après
la phrénésie, se présente la fièvre ataxique.

Cette grave maladie a tant de points de ressem-
blance avec l'hydrocéphale aiguë, qu'un bon
nombre d'auteurs n'ont considéré cette dernière
maladie que comme une conséquence, une suite
de la première. Mais, la question envisagée sous
un autre point de vue, cette similitude de deux
maladies semble autoriser l'opinion de ceux qui
professent que les différentes espèces de fièvres
ataxiques et adynamiques ne sont que des
variétés d'une fièvre symptomatique qui tient à
l'irritation plus ou moins intense, plus ou moins
étendue de l'encéphale et de ses membranes.
Tout en partageant ce sentiment, nous ajoutons
que ces fièvres peuvent non-seulement se développer sous l'influence de pareilles causes, mais
aussi être déterminées dans quelques circonstances par l'inflammation de la membrane muqueuse de l'estomac, et surtout de celle des
intestins. Or, sans nous attacher à faire ressortir
les légères différences qui existent entre l'hydrocéphale aiguë et certaines espèces de fièvres
ataxiques; sans vouloir ici discuter les opinions
qui divisent encore le monde médical sur la
nature des fièvres, nous ne pouvons nous empêcher de dire en passant, qu'il faut plus spécialement s'attacher aux faits, sans trop s'arrêter aux
dénominations, qui, dans l'ordre nosologique,
sont créées pour aider la mémoire de l'élève,

plutôt que pour éclairer la théorie du praticien. L'apoplexie, les convulsions, peuvent plus ou moins simuler l'hydrocéphale aiguë ; mais de tous les états pathologiques qui peuvent induire en erreur le médecin dans le diagnostic de l'hydrocéphale aiguë, la présence des vers dans le tube intestinal occupe la première place. En effet, les affections vermineuses attaquent l'enfance de préférence ; elles se manifestent au moment de la dentition, et, aux époques où il se fait quelques révolutions dans notre organisation, elles compliquent la plupart des maladies. En agissant à la manière des corps irritans, les vers peuvent devenir cause déterminante d'une foule d'affections graves.

Voici les principaux signes que les auteurs donnent comme annonçant leur existence : la couleur du visage s'altère, il devient tantôt rouge, tantôt pâle, tantôt plombé ; un demi-cercle azuré se remarque sous les yeux, ils perdent leur vivacité ordinaire, ils prennent un caractère langoureux et mourant, ils sont fixes ; les paupières inférieures se gonflent et les pupilles se dilatent très-évidemment, d'autrefois elles deviennent jaunâtres, et la même teinte se répand sur tout le blanc de l'œil ; il y a des démangeaisons insupportables vers les narines, et des hémorragies nasales ; les maux de tête sont fréquens, la bouche se remplit de salive, l'haleine est fade et nauséabonde; il y a craquemens des dents pendant le sommeil qui est inquiet et agité; enfin, l'éjection des vers par la bouche ou par le rectum. A ces signes viennent s'en joindre une foule d'autres, qui sont le résultat de l'action sympathique de l'appareil digestif sur tous les autres appareils d'organes, qu'il serait fastidieux d'énumérer ici (1). Toutefois, il est bon de dire que la plupart des auteurs qui ont écrit sur les affections vermineuses, ont singulièrement outré les accidens déterminés par la présence des vers; et plus d'une fois, dans leurs descriptions, ils ont confondu plusieurs maladies en une seule, et ont mis sur le compte des vers une foule de phénomènes morbifiques qui tenaient à toute autre cause qu'à l'action de ces animaux sur la muqueuse gastro-intestinale.

Les signes qui font reconnaître la présence des vers dans le tube intestinal, réduits à leur plus simple expression, sont loin de pouvoir être comparés à ceux qui annoncent l'altération toujours grave dès différentes parties de l'appareil cérébral : ici, il y a trouble plus ou moins pro-

---

(1) Voyez *Wedel*, *Welthoff*, *Van-Doeveren*, Bréra, et le Mémoire du docteur Gintrac, couronné par la Société de médecine de Caen.

noncé des facultés intellectuelles; l'assoupissement est profond et tient du coma; les douleurs de
tête sont violentes, elles arrachent un cri particulier à l'enfant (1); il porte sans cesse les mains à la
tête comme pour s'arracher la cause de son mal;
le pouls est irrégulier et change d'un instant à
l'autre; les maux de cœur, les vomissemens, les
défaillances ont un caractère qui décèle le danger
imminent. Dans la présence des vers dans le
tube digestif, les phénomènes sont fugaces, pas-
sagers; ils semblent, si nous pouvons employer
cette comparaison, n'appartenir qu'à une affection de surface, tandis que ceux qui signalent
l'hydrocéphale aiguë, annoncent une maladie
qui frappe des organes dans toute leur profon-
deur: en un mot, l'assoupissement, l'haleine fétide, les hémorragies nasales, la démangeaison
des ailes du nez, le dégoût, certains mouvemens
convulsifs, sont loin de ressembler aux symptômes de l'hydrocéphale aiguë.

La fièvre cérébrale (dit le docteur Gintrac
dans son Mémoire sur cette question, couronné
par la société de médecine de Caen), est accompagnée d'une exaltation manifeste de l'énergie
vitale; aussi, s'entoure-t-elle de tout l'appareil

---

(1) **M. Coindet** a trouvé ce cri tellement caractéristique
qu'il l'a nommé hydreucéphalique.

des maladies inflammatoires, et inspire - t - elle
au praticien prudent des craintes qui souvent
ne sont que trop bien fondées. Les affections
causées par les vers intestinaux sont loin de pré-
senter des apparences analogues ; elles semblent
plutôt se rapprocher des névroses, surtout en ce
qui concerne les lésions des fonctions cérébrales ;
aussi en offrent-elles la mobilité et ne font-elles
pas naître, dans la plupart des circonstances,
l'idée d'un imminent danger.

5.

CHAPITRE VI.

TRAITEMENT.

Le traitement d'une maladie ne consiste pas seulement dans l'emploi d'un certain nombre de médicamens avoués par la plus saine doctrine; mais encore dans le choix du lieu et celui du temps de leur administration (1). Cependant, il faut le dire ici, soit que l'on ait considéré l'hydrocéphale aiguë comme une maladie au-dessus des ressources de l'art, soit qu'atteignant les individus dans un âge où la raison n'étant pas entièrement développée, on ne puisse adopter un traitement rationnel, soit parce qu'enfin le mal a souvent fait des progrès qui ne laissent aucun espoir de guérison, les anciens auteurs qui en ont traité, se sont plus occupés de la nature de cette maladie, que du traitement méthodique qu'il convient de lui opposer.

---

(1) Le mode d'administration est une circonstance importante dans l'emploi des remèdes, qui change aussi les médications, c'est-à-dire les actions organiques opérées par eux. (*Nouveau Formulaire médical et pharmaceutique, par M. Sainte-Marie, page* 10.)

ÉVACUATIONS SANGUINES.

L'HYDROCÉPHALE aiguë est une maladie inflammatoire des membranes du cerveau. Si l'on mettait en doute cette vérité, il suffirait, póur s'en convaincre, de parcourir la plupart des auteurs qui en traitent; aussi, tous ont conseillé la saignée, mais tous ne sont pas d'accord ni sur l'espèce, ni sur le lieu où il convient de la pratiquer.

En principe général, nous pensons que la saignée avec la lancette, soit que l'on ouvre la veine, soit que l'on ouvre l'artère, doit être réservée pour combattre les inflammations qui siégent dans les organes parenchymateux, telles que l'hépatite, la pneumonie, la céphalite, la néphrite : tandis que la saignée avec les sangsues ou avec les ventouses, est plus indiquée dans le traitement des inflammations des membranes, telles que l'hydrocéphale aiguë, la pleurésie, la péritonite, la gastro-entérite. Nous prévoyons d'avance combien la manifestation de ce principe va trouver de détracteurs, mais nous nous en référons aux praticiens observateurs, bien persuadés que le plus grand nombre partage notre opinion (1).

___

(1) M. le docteur Chardon, aujourd'hui médecin à

Dès les premiers signes de congestion vers la tête, signes que nous avons indiqués, il faut appliquer les sangsues derrière les oreilles, sur l'apophyse mastoïde, en proportionner le nombre avec l'âge de l'enfant, la période, l'intensité de la maladie et la constitution du malade. Au-dessous de 7 ans, on peut en appliquer deux de chaque côté ; au-dessus de cet âge, et jusqu'à 14 ans, on peut en conseiller six à dix de chaque côté : quelques auteurs portent ce nombre plus loin.

Quant au temps qu'il faut laisser couler le sang, il est impossible de le fixer.

Il arrive quelquefois que, malgré tous les efforts que l'on fait pour arrêter le sang, il coule

---

Chasselay, dans un Mémoire présenté à la Société de médecine de Lyon, pense que dans les phlegmasies des membranes séreuses on doit préférer les saignées locales aux saignées générales. M. le docteur Gabillot, praticien distingué de cette ville, dit, dans le Rapport sur ce travail, que la doctrine professée par M. Chardon est confirmée par l'expérience journalière. (*Compte-rendu des trav. de la Société de méd. de Lyon, par M. Pichard, secrét. gén.* 1826.)

Alphonse Leroy combat, dans sa *Médecine maternelle*, l'opinion de ceux qui veulent qu'on ouvre la veine dans les maladies de la tête, chez les enfans ; il préfère les sangsues derrière les oreilles (*page* 273 *et suiv.*).

plusieurs heures : loin de considérer ceci comme un accident, l'hémorragie devient souvent une cause de salut pour le malade.

Dans la division qui est confiée à nos soins à l'Hôtel-Dieu, nous avons fréquemment occasion de faire remarquer aux élèves qui suivent notre visite les bons effets de cette préférence accordée aux sangsues (1). Si nous admettons quelques exceptions à ce point de pratique, elles sont rares, et nous ne nous décidons à ouvrir la veine que dans le cas d'un tempérament éminemment sanguin, comme on l'observe quelquefois dans les premiers temps de l'âge viril, ou dans la circonstance où une inflammation parenchymateuse viendrait compliquer l'hydrocéphale aiguë; ici, comme dans toutes les phlegmasies de cette espèce, la saignée générale doit toujours précéder la saignée locale, à moins d'une grande débilité du sujet. Si l'hydrocéphale aiguë se développait chez une jeune fille à l'approche de la puberté, il conviendrait de débuter par l'application des

____

(1) Je dois des remercîmens à MM. les chirurgiens internes qui m'ont secondé dans mes recherches sur l'Hydrocéphale ; et ici j'éprouve le besoin de nommer MM. Clerjon , aujourd'hui professeur d'anatomie à l'école de dessin de cette ville, Colrat, Perrod, Raymond , Blanc et Faulcon.

sangsues aux cuisses; même méthode serait suivie si la maladie reconnaissait pour cause la suppression des menstrues. Voilà pour ce qui regarde l'hydrocéphale aiguë idiopathique; mais dans l'hydrocéphale sympathique, qui se développe dans le cours de la gastro-entérite, c'est à l'épigastre et sur l'abdomen qu'il faut d'abord les faire mordre et en grand nombre. Le mal est dans l'appareil digestif, et ce qui se passe du côté de l'appareil cérébral n'en est que le reflet pathologique, ce n'est que plus tard qu'il faut les appliquer derrière les oreilles.

Ce sont-là les élémens de la médecine pratique, élémens dont on ne saurait trop se pénétrer, puisque la mission du médecin est de guérir le plus souvent possible.

Quelques praticiens conseillent de faire un grand nombre de scarifications sur la tête, après l'avoir rasée. Nous n'avons jamais employé ce moyen, et nous pensons que la facilité que l'on a d'appliquer les sangsues sur cette région doit faire abandonner cette médication. Nous avons vu les sangsues appliquées sur le cuir chevelu réussir merveilleusement entre les mains de M. le professeur Récamier, l'un des praticiens de la capitale les plus riches en moyens thérapeutiques.

Les ventouses sont rarement employées dans

le traitement de l'hydrocéphale aiguë : c'est un faible moyen, que l'on peut toujours remplacer par d'autres plus actifs. Les auteurs conseillent les ventouses chez les sujets faibles, débiles, qu'on ne veut pas affaiblir par des évacuations sanguines plus abondantes : c'est à la nuque, aux tempes, sur le devant et le haut de la poitrine et les épaules qu'on les applique le plus ordinairement. On fait précéder leur application de légères mouchetures à l'aide de la lancette ou du scarificateur, instrument d'ailleurs plus en usage chez les Anglais et les Allemands qu'en France. MM. *Sarlandière* et *Demours* en ont imaginé un plus commode que celui dont on se sert depuis plusieurs siècles ; cet instrument a reçu les honneurs de l'exposititon, et a été proposé pour remplacer la sangsue. Employé ici par M. le docteur Lusterbourg, ce praticien distingué n'en a pas retiré tout l'avantage qu'il en attendait.

MÉDICATIONS

RÉVULSIVES ET DÉRIVATIVES

EXERCÉES SUR LA PEAU.

VÉSICATOIRES.

Parmi les moyens puissans indiqués dans le traitement de l'hydrocéphale aiguë, les vésicatoires doivent être placés immédiatement après les évacuations sanguines ; aussi tous les auteurs les conseillent-ils, mais il n'est pas toujours facile de partager leur opinion sur le lieu où il convient de les appliquer : le plus grand nombre veut que l'on choisisse de préférence les tempes, la nuque, le derrière de l'oreille, la tête et les cuisses. Notre pratique nous a appris depuis long-temps à préférer la partie interne du gras de la jambe ; nous pourrions citer plus de cent faits recueillis, soit dans les hôpitaux, soit en ville, où cette médication a été suivie du plus heureux succès. Ainsi, dès le début de la maladie, nous faisons appliquer les sangsues derrière les oreilles et les vésicatoires aux jambes ; généralement nous ne les laissons que 12 heures. Les extrémités abdominales sont incontinent enveloppées de coton cardé et de taffetas ciré. Nous suivons cette méthode pour tous les enfans qui présentent la plus légère apparence de congestion cérébrale, et nous n'avons jamais eu à nous repentir de cette conduite. Nous ne partageons pas l'opinion de ceux qui disent que l'effet du vésicatoire est le même que celui du sinapisme : le dernier augmente l'éréthisme général, il porte sur le système nerveux de la vie animale ; le premier dérive plus lentement et plus sûrement, et puis, il détermine pour quelques heures une irritation de la vessie qui étend le cercle de dérivation et devient encore utile pour rompre la direction des fluides vers la tête.

Nous parlons ici de l'avantage que l'on retire du vésicatoire dans l'hydrocéphale aiguë idiopathique ; il devient nuisible dans l'hydrocépale sympathique, qui se developpe dans le cours de la gastro-entérite. Dans cette espèce, nous l'avons vu augmenter toujours l'irritation gastro-intestinale, par conséquent les phénomènes hydrocéphaliques, et la saine pratique l'a proscrit en pareil cas, surtout pendant la période d'irritation ; ce n'est que passé ce temps qu'on peut l'appliquer avec quelque avantage. Dans cette espèce comme dans la première, on obtient un résultat avantageux de l'emploi du coton cardé et du taffetas ciré sur les extrémités inférieures. Aux sangsues à l'épigastre et sur l'abdomen on ajoute les fomentations, les cataplasmes émolliens sur le ventre; on y joint les lavemens de même nature et les bains tièdes. L'été de 1826, qui fut remarquable par de fortes et de longues chaleurs, nous mit à même de recevoir, dans nos salles à l'Hôtel - Dieu, environ cent cinquante malades, atteints de la fièvre cérébrale, avec inflammation de la muqueuse des organes digestifs : nous retirâmes les plus grands avantages de l'indication de ce dernier moyen.

Or, le vésicatoire doit toujours être appliqué aux jambes, excepté le cas où la maladie reconnaîtrait pour cause la répercussion de quelque espèce de teigne ou de quelque autre maladie cutanée : nul doute qu'ici il ne fallût appliquer le vésicatoire sur la tête ou sur le lieu ou siégeait l'éruption répercutée. Nous avons vu cette méthode suivie par M. Bouchet, dans un cas de répercussion d'achores, faire cesser les symptômes cérébraux qui en avaient été la suite.

Dans une hydrocéphale aiguë, arrivée à un état qui semblait désespéré, M. Gilibert, appelé en consultation, indiqua un vésicatoire sur le bas-ventre qui fit cesser le délire, le coma et successivement tous les symptômes qui caractérisaient la maladie.

SINAPISME.

La farine de moutarde, délayée dans le vinaigre ou dans l'eau, appliquée seule ou mêlée à quelque substance émolliente, compose ce qu'on appelle le sinapisme. Ce topique, promené sur les extrémités inférieures, peut produire de bons effets ; mais il a souvent l'inconvénient, comme nous l'avons déjà dit, d'enflammer la peau, de causer des phycthènes et de déterminer une réaction générale qui vient encore ajouter à la maladie que l'on veut combattre : quand on se décide à le mettre en usage, il faut bien faire attention à la constitution du malade, et se diriger non-seulement d'après cette considération, mais avoir égard à l'irritation, à la finesse de la peau, et toujours mitiger plus ou moins son principe excitant, en lui associant la farine de lin, de maïs, de seigle ; en le recouvrant d'une mousseline claire ou d'une gaze, et en ayant soin de ne le laisser que le temps nécessaire pour enflammer légèrement la peau : on peut remplacer ce mode de médication par le cataplasme de riz saupoudré de moutarde, ou par des compresses trempées dans l'oxicrat chaud où l'on a délayé cette substance.

PÉDILUVES.

LES bains de pieds sont conseillés dans l'hydrocéphale aiguë comme dans toutes les congestions cérébrales ; leur action est très-passagère,
et l'on peut les remplacer toujours par d'autres
moyens plus actifs et d'un effet plus constant.
Le bain de pieds ordinaire se prend à la tempé-
rature de vingt à vingt-cinq degrés (thermo-
mètre de Réaumur) ; on le rend plus dérivatif
en y faisant entrer quelque substance âcre et
irritante, comme le vinaigre, la moutarde, l'acide
hydroclorique. Ainsi préparé, il irrite les capillaires, augmente le calibre des veines ; en déri-
vant le sang qui se porte au cerveau, il produit
quelquefois un soulagement visible.

Le malade ne doit y rester qu'un quart-d'heure
à vingt minutes, plus long-temps il produit une
réaction vers la tête qui en augmente la congestion. Nous remplaçons assez fréquemment, dans
notre pratique, le bain de pieds par le coton
cardé recouvert de taffetas ciré. Ainsi que nous
avons déjà eu occasion de le dire, ce moyen
d'un usage facile n'a rien d'incommode, et peut
s'appliquer sur toute la longueur des membres
abdominaux. Les bons effets que nous en avons
obtenus dans l'hydrocéphale aiguë, nous l'ont fait

employer dans toutes les congestions de la tête, dans les fièvres ataxiques marquées par cette chaleur mordicante et sèche de la peau, que quelques médecins, de Lyon surtout, conseillent de combattre par la peau de mouton fraîchement écorché ; dans ce cas, nous faisons envelopper le malade de coton cardé et de taffetas ciré : la peau s'irrite et une transpiration chaude et abondante amène presque toujours un mieux qu'on ne peut expliquer que par l'action irritante du coton et l'interruption de l'air par le taffetas ciré. Ainsi, nous pensons que ce moyen peut souvent remplacer utilement le bain de pieds. Il faut avoir soin de changer le coton toutes les trois heures.

DE L'OXCIRAT. — DE LA GLACE. — DES AFFUSIONS D'EAU SUR LA TÊTE.

L'EAU froide, employée seule ou mêlée au vinaigre, est d'un usage avantageux dans toutes les congestions cérébrales. Ce moyen appliqué sur le front, aux tempes, soulage toujours momentanément les malades ; par l'espèce d'astriction qu'il détermine sur la peau, et qui s'étend de proche en proche des parties superficielles jusqu'aux organes profonds, il empêche le sang d'y affluer et d'y occasionner les désordres que sa présence ne manquerait pas de déterminer. L'action de l'eau froide est agréable à la plupart des sujets atteints d'hydrocéphale aiguë : elle les soulage, elle calme la céphalalgie, fait disparaître instantanément l'assoupissement comateux et leur rend la connaissance ; alors, revenus à eux-mêmes, ils peuvent rendre compte de ce qu'ils éprouvent ; mais, dès qu'on cesse ce moyen, ils retombent dans le même état.

Soit que le malade s'habitue à ce degré de froid, soit que la maladie fasse des progrès, il arrive un moment où son effet est nul : alors il faut le remplacer par la glace pilée, contenue dans une vessie placée sur le sommet de la tête, et que l'on renouvelle au fur et à mesure qu'elle fond. Pendant qu'on exerce cette médication, il ne faut pas négliger l'application des dérivatifs dont nous avons parlé sur les extrémités inférieures.

Les affusions froides ont été conseillées et préconisées par *Hahn*, *Samoëlowitz*, *Currie*, *Wright*, *Jiannini*, et par M. le professeur Récamier qui, le premier en France, a déterminé, avec le plus de précision et d'exactitude que ne l'avaient fait ses prédécesseurs, ce mode d'application de l'eau, et les diverses circonstances qui pouvaient en assurer le succès. On peut consulter avec fruit sur cet objet l'excellente dissertation de M. Pavet de Courteil, et surtout le savant ouvrage sur l'*Arachnitis*, par MM. Martinet et Parent du Chatelet; c'est-là qu'il faut lire les détails de son mode d'administration, d'action, et les circonstances où il convient de l'appliquer.

Tout en reconnaissant l'utilité de ce moyen, nous avouons que nous ne l'avons jamais conseillé; toujours nous nous sommes contentés de prescrire l'oxicrat et la glace pilée.

COMPRESSION DES CAROTIDES.

M. le docteur Blaud de Baucaire a fait connaître il y a quelques années le bon effet qu'il a obtenu de la compression des carotides. Ce moyen fort ingénieux lui fut suggéré dans un cas pressant, où il ne pouvait pratiquer une saignée fortement indiquée. Voici les préceptes qu'il donne à cet égard : On peut exercer la compression des carotides, en les rapprochant l'une de l'autre, et en les appuyant fortement contre la partie inférieure des régions latérales du larynx, avec le pouce et l'index chez les enfans, avec le premier de ces doigts et celui du milieu chez les adultes, ou bien en les comprimant d'avant en arrière avec le pouce et l'index, et en prenant le point d'appui sur la colonne vertébrale.

Le premier procédé peut être employé lorsque

le malade est maigre, que les carotides sont très-apparentes, faciles à saisir, ou que le larynx est peu proéminant ; le deuxième est applicable aux individus gras, dont les carotides sont entourées d'un tissu cellulaire très-abondant.

Un effet constant de cette compression, a été une diminution très-grande dans la fièvre et la fréquence du pouls, ce qui a engagé M. Blaud à ne jamais la prolonger au-delà de 5o à 6o minutes. On peut lire les détails relatifs à ce moyen, que ce savant praticien a consignés dans le 62.e volume de la *Bibliothèque médicale*.

Les frictions mercurielles, faites aussi près du siége du mal que possible, ont été conseillées ; on affirme même que cette médication a réussi quelquefois aux docteurs *Percival* et *Dobson*. Toutefois, de nouvelles expériences ont démontré que ce moyen échouait plus souvent qu'il ne réussissait.

MEDICATIONS

EXERCÉES SUR LA SURFACE MUQUEUSE

GASTRO-PULMONAIRE.

PURGATIFS.

Les médecins prenant en considération la dérivation que la nature opère assez souvent sur le tube intestinal, soit dans les maladies de la tête, soit dans la dentition; car ici, non-seulement les praticiens ont remarqué qu'il était d'un bon augure que les enfans prissent la diarrhée, mais cette observation est tellement vulgaire, qu'elle n'a point échappé aux mères qui surveillent la santé de leurs enfans; ceux chez qui la dentition est accompagnée de diarrhée sont rarement atteints, à cette époque de la vie, de convulsions ou autres maladies du cerveau, plus fréquentes chez ceux sujets à la constipation. Ainsi, l'importance des services que peuvent rendre les purgatifs s'accroît par l'état de constipation habituelle ou actuelle du malade, et, comme elle complique fréquemment l'hydrocéphale aiguë

6.

idiopathique, c'est aussi dans cette espèce qu'ils sont plus spécialement indiqués : presque toujours il faut commencer par les donner en lavement. Ceux que l'on préfère pour ce mode d'administration , sont le vin émétique trouble, la manne en larmes, le tamarin et les sels neutres.

Après avoir évacué les gros intestins, on peut donner par les voies supérieures l'huile douce de ricin mêlée au looch blanc, le sirop de nerprun, et le calomelas si prôné par les médecins de Genève et les médecins anglais. En Angleterre on regarde ce médicament comme une véritable panacée universelle, et le spécifique de l'hydrocéphale aiguë. Sans partager un pareil enthousiasme pour ce moyen, nous pensons que dans cette circonstance il doit être préféré aux autres purgatifs, soit parce que son administration est facile, soit à raison de son action douce sur le tube intestinal, et son effet purgatif certain, soit enfin parce que c'est selon nous le meilleur des vermifuges; mais, pour en obtenir l'effet que l'on en attend , il faut souvent le donner à haute dose.

A faible dose , dit le docteur Sainte-Marie (*ouvr. cité*, *page* 41), le calomel excite les organes salivaires; il détermine très-promptement la salivation. Donné au contraire à très-haute dose, et par exemple à celle d'un, de deux ou de trois scrupules dans les 24 heures, même à de jeunes sujets, il agit comme purgatif. Il devient même alors un purgatif *sui generis*, excitant surtout l'action organique du foie, et donnant lieu constamment à des déjections alvines d'un jaune verdâtre, que l'on ne saurait mieux comparer qu'à des sucs d'herbes fraîches liées ou broyées avec des jaunes d'œufs. Tel est le principe d'après lequel a été instituée la méthode anglaise, contre l'hydrocéphale aiguë des enfans. La dose de calomel à employer dans cette méthode, ne saurait être précisément déterminée que par ses effets; et il faut rapidement l'augmenter jusqu'à ce qu'on obtienne les selles verdâtres et herbacées dont j'ai parlé. Il est plus dangereux de rester en-deça de la dose convenable que d'aller au-delà.

Deux hommes illustres, *Desaut* et *Bichat*, ont employé avec beaucoup de succès le tartre émétique en lavage dans les plaies de tête accompagnées de coma, de trouble des facultés intellectuelles : nous avons essayé ce moyen dans l'hydrocéphale aiguë, chez des sujets de 12 à 14 ans, et nous n'en avons par retiré le même avantage que du calomelas.

Il est bien entendu que toute espèce de purgatif doit être proscrite dans le traitement de l'hydrocéphale sympathique : les lavemens laxatifs avec l'huile d'olives, le miel pourraient seuls être administrés, et c'est, dans le cas d'embarras du gros intestin, ce qui s'observe quelquefois dans l'entérite.

QUINQUINA.---DIGITALE.

QUELQUES praticiens ayant remarqué de la rémittence et de l'intermittence même dans l'hydrocéphale aiguë idiopathique, ont pensé que les préparations de quinquina pouvaient être administrées ; celles que l'on employe le plus ordinairement sont l'extrait sec de quina du comte Lagaraie et le sulfate de quinine, étendus dans un véhicule mucilagineux. Nous donnons la préférence au dernier ; il produit une espèce d'astriction sur la membrane muqueuse de l'estomac, il ralentit la circulation et diminue d'une manière notable les battemens du pouls : plus tard, il irrite l'appareil digestif et agit comme dérivatif. Si l'on craignait qu'il n'irritât trop l'estomac, on pourrait d'administrer en lavement, et c'est la seule manière de pouvoir le prescrire chez les enfans : nous l'avons conseillé quelquefois avec succès, mais nous pensons qu'il agit ici plutôt comme astringent que comme fébrifuge, et, par son usage prolongé, il devient irritant de la muqueuse avec laquelle il est mis en contact, et opère, ainsi que nous venons de le dire, la dérivation (1).

Chez un sujet âgé de 8 ans, chez lequel l'hydrocéphale avait succédé a un engorgement chronique des glandes sous-maxillaires et qui présentait un caractère rémittent, nous le prescrivîmes mêlé au calomelas, en friction sur les gencives et l'intérieur des joues, d'après la méthode ingénieuse de M. le docteur Pointe, notre collègue à l'Hôtel-Dieu (2). Ce moyen continué pendant 3 jours, trois fois par jour une friction de 10 minutes, dans laquelle on employait

---

(1) M. le docteur Bouchet dit avoir plusieurs fois employé avec succès le sulfate de quinine dans l'hydrocéphale aiguë, lorsqu'il y avait une sorte de rémittence, et que l'estomac n'était pas dans un état de surexcitation. (*Compte-rendu de la Société de méd. de Lyon, par M. le docteur Montain jeune, 1824, page 14.*)

M. Martin le jeune a employé avec succès le quinquina dans plusieurs cas d'hydrocéphale aiguë, mais chaque fois il n'y avait aucun signe d'irritation du côté de l'estomac; il a aussi, dans cette circonstance, conseillé le vin d'Espagne.

(2) *Mémoire sur l'emploi du Sulfate de quinine en frictions sur les gencives, dans quelques espèces de fièvres intermittentes,* par M. Pointe, D. M., médecin de l'Hôtel-Dieu de Lyon. Ce travail a mérité à son auteur d'honorables distinctions.

chaque fois 2 grains de quinine et un grain et demi de calomelas, détermina une abondante salivation ; les glandes s'engorgèrent de nouveau, et les accidens se calmèrent assez promptement.

On a proposé la digitale à une période avancée de la maladie, persuadé que c'est moins en excitant les voies urinaires qu'en ralentissant l'action artérielle, en agissant sur le système nerveux du cœur, qu'elle produit un effet salutaire ; nous l'avons conseillée plutôt au début de la maladie que vers la fin, et nous croyons en avoir obtenu quelque succès (1). C'est la teinture saturée à la dose de quelques gouttes (et le nombre doit être proportionné à l'âge de l'individu et à sa susceptibilité nerveuse) , étendue dans une potion mucilagineuse que nous l'administrons. Si nous

---

(1) Aucun remède ne nous a paru modérer avec plus d'efficacité la contraction du cœur que la digitale pourprée; elle a une action spéciale sur cet organe , c'est-à-dire sur la portion nerveuse qui règle ses mouvemens; car c'est ainsi que nous l'entendons pour toutes les actions spéciales qui modifient les fonctions des tissus des organes ; nous ne saurions admettre une action sur la fibre musculaire du cœur , indépendante de l'action nerveuse. (*Compte-rendu des Obs. faites à l'Hôtel-Dieu de Lyon , par M.* Trolliet, *doyen des médecins de cet hôpital ,* 1825 , *page* 56.)

donnons ce médicament à une époque avancée de la maladie, nous le combinons avec le calomelas.

Plusieurs praticiens disent avoir retiré de grands avantages de l'emploi des préparations scillitiques ; de ce nombre sont MM. Bricheteau et Labonardière père. Ce dernier médecin, à qui la science est redevable de mémoires et d'observations du plus haut intérêt, a consigné dans le recueil périodique de la Société de médecine de Paris (1814) plusieurs faits qui prouvent que la vertu diurétique de la scille est d'autant plus active que ce médicament est associé avec le proto-chlorure de mercure.

DES BOISSONS.

LES boissons à administrer doivent toutes être prises dans la classe des délayans, des tempérans et des rafraîchissans ; telles que la limonade, l'orangeade, les émulsions, l'eau de poulet ; de veau ; les infusions de feuilles d'oranger, de tilleul, de violettes, de mauve, sucrées ou adoucies avec les sirops mucilagineux ou acides, selon le goût du malade. Ces boissons sont surtout indiquées dans l'hydrocéphale aiguë sympathique, parce qu'ici la soif est pressante, tandis que dans l'hydrocéphale aiguë idiopathique elle est nulle, elle ne se manifeste qu'au moment où le mal s'irradie du côté de l'appareil digestif. On conseille aussi l'infusion de fleurs d'arnica-montana et de valériane.

Ayant remarqué, et fait remarquer à MM. les chirurgiens internes attachés à notre division de l'Hôtel-Dieu, que l'hydrocéphale aiguë, comme toutes les maladies de l'appareil cérébral, se termine très-souvent par un catarrhe pulmonaire qui se développe dans le cours de cette grave maladie, nous avons pensé tirer parti de cette observation, en cherchant à déterminer artificiellement l'irritation de la muqueuse du nez, du larynx et des bronches, par l'emploi des sternutatoires ; dans cette vue, nous avons prescrit les vapeurs ammoniacales mitigées avec l'infusion de tilleul ; celles de la décoction légère des plantes aromatiques, celles des teintures éthérées : d'abord on détermine le coriza ; le catarrhe nazal gagne de proche en proche le larynx, la trachée-artère, et successivement les bronches et les poumons.

Dès que l'on a produit cet effet, on fait succéder les fumigations excitantes aux fumigations émollientes ; presque toujours les symptômes s'amendent, et l'on remplace une affection grave par une maladie qui se juge en peu de jours, et se termine par une expectoration hâtive : son traitement est celui du catarrhe pulmonaire simple.

Dans la vue sans doute de produire le même effet, le docteur Robert Thomas, dans sa *Médecine pratique* traduite de l'anglais par le professeur Hipp. Cloquet, conseille de faire reniffler au malade la poudre d'*Asarabacca*, d'ellébore blanc ou de quelque autre sternutatoire. On peut employer ces moyen; mais nous pensons que l'on doit donner la préférence à ceux que nous avons indiqués, attendu qu'on peut les mettre en usage sans le concours de la volonté du malade.

On a conseillé l'électricité; mon frère dit avoir employé avec succès l'élixir vitriolique de *Mynsicht* (1). Enfin M. Coindet a prescrit le phosphore à petite dose étendu dans un véhicule mucilagineux.

La convalescence est souvent longue, les forces se rétablissent lentement. On observe quelquefois des paralysies partielles qui cèdent avec le temps, à l'aide de quelques moyens sagement conseillés.

Il faut chercher à soutenir les forces de l'enfant; lui donner des gelées animales, des potages, lui faire respirer un air pur et prendre un exercice convenable.

---

(1) Voyez *Journal de Médecine française et étrangère*, et le *Compte-rendu de la Société de Médecine de Lyon* (1816), par M. Pichard, secrét. général.

CHAPITRE VII.

QUELQUES OBSERVATIONS
RELATIVES A L'HYDROCÉPHALE AIGUË ET A L'ENCÉPHALITE.

PREMIÈRE OBSERVATION.

M. LACHAP. avait déjà perdu un enfant de l'hydrocéphale aiguë ; la crainte de perdre ceux qui lui restaient était bien naturelle : il me pria de voir sa famille, et de me mettre en garde contre cette terrible maladie. Peu de jours après cette invitation, Eugénie, l'aînée de ses enfans tombe malade ; le père tout alarmé arrive au milieu de la nuit, et me prie instamment de me rendre chez lui. Je trouve un enfant de 3 ans, vomissant sans cesse et se plaignant d'un mal de tête qui lui arrachait des cris aigus ; la face était colorée, les yeux étincelans, la peau sèche et brûlante ; le pouls serré, dur et précipité. L'enfant, constipé habituellement, avait le ventre tendu ; toutefois la dentition n'avait rien présenté de particulier. Je fis appliquer de suite quatre sangsues derrière chaque oreille, on couvrit les jambes et les cuisses de coton et de taffetas ciré, un lavement d'eau de mauve avec 2 onces d'huile douce de ricin fut administré à l'instant; on donna quelques tasses d'infusion de feuilles d'oranger. J'obtins des selles abondantes, la sueur générale s'établit; le pouls devint plus calme et plus régulier; les vomissemens cessèrent : il y eut quelques heures de sommeil. Le lendemain je trouvai quelque altération dans le visage; le sommeil tenait du coma, je crus remarquer quelques mouvemens convulsifs dans les lèvres et les muscles de la face; alors je fis appliquer de nouveau deux sangsues derrière chaque oreille, un vésicatoire à chaque jambe, des cataplasmes de riz saupoudrés de moutarde à la plante des pieds, et des compresses trempées dans l'oxicrat à la glace sur la tête; le coton fut continué. Cette nouvelle médication arrêta tout progrès de la maladie; les boissons douces, quelques crêmes d'avoine, quelques lavemens de décoction de mauve avec un peu de miel composèrent la fin du traitement, jusqu'à la guérison qui fut complète le 10.e jour.

Quelques années après, ce même enfant prit une nouvelle crise hydrocéphalique, qui fut combattue comme la première et avec le même succès; un second enfant a aussi présenté quelques prédispositions à la même maladie : les vésicatoires aux jambes ont semblé en empêcher le développement (1).

DEUXIÈME OBSERVATION.

UN enfant de 7 ans est apporté à l'Hôtel-Dieu, dans un état désespéré : malade depuis 3 jours, il était dans un coma complet ; la pupille dilatée était immobile, le pouls vîte et serré ; la face colorée inégalement, le ventre bouffe, les déjections nulles ; la langue naturelle est contractée vers sa base ; on remarquait de temps en temps quelques mouvemens convulsifs dans les muscles de la face. Mon collègue M. le docteur Rougier, qui me remplaçait dans mon service ce jour-là, fit appliquer cinq sangsues derrière chaque oreille, il prescrivit les vésicatoires aux jambes et à la nuque ; on fit passer un lavement avec la décoction de mercuriale et demi-once de vin

____

(1) Aujourd'hui ils paraissent se bien porter, tandis que le père, si plein de santé alors, si plein de sollicitude pour les siens, est descendu dans la tombe à l'été de la vie. Puisse-t-il, du séjour des justes où son âme repose, recevoir l'expression de la douleur que sa perte prématurée a fait éprouver à ses nombreux amis !.....

émétique trouble ; on administra des boissons douces. Pendant la nuit, l'enfant fut moins assoupi ; il poussa quelques cris. A ma visite du matin (2.ᵉ jour de son entrée à l'Hôpital), je trouvai le pouls plus développé ; la pupille avait repris sa mobilité ; la déglutition, gênée d'abord, était devenue plus facile. Je fis envelopper les extrémités inférieures avec du coton cardé recouvert de taffetas ciré ; je conseillai quelques grains de colomelas pour tenir le ventre libre, les mêmes boissons furent continuées. L'enfant témoigna l'envie de manger, et peu de jours suffirent pour compléter une guérison toute due à la première médication.

TROISIÈME OBSERVATION (1).

CHARLES B..., âgé de trois ans, sanguin, et d'une forte corpulence, atteint depuis quelques jours d'une fièvre catarrhale légère, causée par un refroidissement, se plaint de douleurs de tête. Il y porte souvent la main, sa peau devient sèche et brûlante ; son pouls bat avec précipita-

---

(1) Recueillie par M. le docteur Polinière, *ouv. cité*, *page* 712.

tion. Les symptômes abdominaux et pectoraux
sont insignifians ; mais l'encéphale paraît être le
siége de la maladie. Quand le petit malade sou-
lève ses paupières, qui restent presque toujours
abaissées, on voit les conjonctives très-injectées,
et les yeux sont brillans. Insomnie, agitation
continuelle des membres, anxiété extrême,
plaintes ou assoupissement interrompu à chaque
instant par des soubresauts de tout le corps ;
alternative d'une loquacité avec délire et d'un
morne silence ; face vultueuse et agitée par des
mouvemens spasmodiques ; arcades dentaires
fortement serrées, et faisant entendre de petits
grincemens de dents ; on remarque de temps en
temps une roideur générale des muscles, avec
renversement du tronc et de la tête en arrière.
Le médecin ordinaire de l'enfant voit, dans ces
symptômes, un état purement nerveux. Il prescrit des fomentations, des lavemens et des boissons, où entrent le tilleul, la valériane, la
liqueur d'Hoffmann, et la teinture de castoréum.
Appelé en consultation, je reconnais une inflammation cérébrale dont la conséquence, va être
un épanchement séreux dans les ventricules. Je
propose d'opérer un large et prompt dégorge-
ment sanguin par les sangsues aux jugulaires,
et de se borner aux simples émolliens en boissons, lavemens et cataplasmes sur le ventre, et

aux sinapismes autour des pieds, après la saignée capillaire. Cette médication effraie le médecin ordinaire; cependant il expose mes vues thérapeutiques à la famille, tout en disant qu'il ne les partage pas. Les parens de l'enfant désirant que l'on tente la médication antiphlogistique, vu l'insuccès de celle qui avait précédé, sur-le-champ six sangsues sont posées sur les parties latérales du cou (il était sept heures du soir). Le sang coule avec une abondance si excessive, qu'à trois heures après minuit, on vient m'avertir que l'enfant perd tout son sang et va mourir. Je le trouve dans l'état suivant:

Extrémités fraîches et presque froides ; chaleur de la peau à l'abdomen, pouls fréquent et petit; traits affaissés, face aussi pâle qu'elle était rouge et vultueuse auparavant ; paupières à moitié fermées; respiration lente, se faisant à peine entendre: en un mot, signe d'une syncope imminente. La garde m'assure que l'enfant en a eu une complète, dont il commence à revenir ; mais que, depuis la chute des sangsues, le délire a cessé, et que le calme a succédé à l'agitation. Trois piqûres fournissaient un sang vermeil, comme si des artérioles eussent été ouvertes. Après avoir arrêté, non sans peine, l'hémorrhagie, après avoir réchauffé la peau par *un cataplasme très-chaud sur le ventre*, et *des flanelles*

7

*trempées dans de l'eau sinapisée très-chaude,
qui enveloppèrent les membres*, le bien-être
s'établit d'une manière rassurante. Le reste de la
nuit se passa dans le calme; au point du jour,
un lavement émollient et huileux provoque des
évacuations alvines. Le médecin ordinaire,
appréciant les excellens effets de la médication
qu'il avait redoutée, est d'avis de la continuer
sans y rien changer. Deux jours après, la convalescence était obtenue.

QUATRIÈME OBSERVATION (1).

LE nommé BEAULIEU, après une course forcée
de plusieurs heures, tombe dans la rivière, et
se frappe violemment la tête; tous les symptômes de l'hydrocéphalite se manifestent. Le point
de départ est caractérisé; son siége est dans
l'encéphale ; bientôt les voies gastriques sont
fortement influencées par l'état du cerveau. Le
danger est imminent; mais une méthode phy-
siologique, aussi sage qu'active, arrête la marche

(1) Recueillie par M. Repiquet, chirurgien en chef de
l'hospice de l'Antiquaille. Voy. *Compte-rendu de la Soc.
de Médecine de Lyon*, par M. le docteur Montain jeune,
année 1824, pag. 14.

de la maladie ; les sangsues aux environs de l'organe affecté, les fomentations, les cataplasmes émolliens sur la même région, de puissans ré-révulsifs forment les bases des principales médications, qui triomphèrent d'une maladie si souvent funeste.

CINQUIÈME OBSERVATION.

LE 28 avril 1823, les chaleurs cette année-là étaient déjà fortes, je fus appelé à l'hôtel du Parc pour donner mes soins à M. AMÉDÉE de D...., âgé de 4 ans, malade depuis quelques jours. Cet enfant, d'une belle constitution, souffrait des douleurs aiguës dans tout l'abdomen, avait la diarrhée et beaucoup de fièvre ; le ventre était ballonné et douloureux au toucher ; la peau était brûlante et sèche ; le pouls, large, mou ; la langue rouge sur les bords, blanche à la pointe, et jaune vers la racine.

(Boissons gommeuses sucrées, julep tempérant, fomentations émollientes sur le ventre, quelques demi-lavemens d'amidon.)

La nuit fut très-agitée, il y eut un peu de délire.

A ma visite du matin, je trouvai la pupille dilatée, la face alternativement rouge et pâle ; le malade couché sur le dos, la tête fortement

7.

portée en arrière. (Aux remèdes de la veille, j'ajoute six sangsues autour du nombril, et des cataplasmes de riz saupoudrés de moutarde aux pieds.)

La nuit suivante fut calme ; le 3.ᵉ jour, 9.ᵉ de la maladie, le mieux se soutient ; on continue les boissons mucilagineuses, on donne un peu· de crême d'avoine. La guérison est prompte.

SIXIÈME OBSERVATION.

M. Henry de St.-Ch..., âgé de 18 mois, était malade depuis quelques jours : il toussait, avait perdu l'appétit, souffrait des dents, se frottait le nez, les gencives et la tête ; après quelques temps de ce malaise, il est pris de congestion cérébrale annoncée par l'assoupissement, le coma, le resserrement et l'immobilité de la pupille, le mouvement spasmodique des lèvres, le pouls serré, accéléré (160 à 170 pulsations par minute) ; le visage tantôt pâle, tantôt coloré. (*Prescr.* Deux sangsues derrière chaque oreille, une des quatre saigne plusieurs heures ; vésicatoire à chaque jambe, coton cardé recouvert de taffetas ciré sur les extrémités abdominales ; 6 grains de calomelas dans six onces de looch blanc ; boissons douces et tempérantes.) M. Martin le jeune, appelé en consultation , approuve le traitement, et, comme nous, conçoit des inquiétudes vives sur la gravité du danger. Le lendemain , 2.ᵉ jour des accidens cérébraux , et 11.ᵉ de la maladie que j'appelais fièvre catarrhale, déjections alvines abondantes de couleur verdâtre, vessie aux vésicatoires remplie d'une très-grande quantité de cérosité, cessation et disparition de tous les signes de congestion : marche régulière de la première maladie, qui se termine au 25.ᵉ jour.

SEPTIÈME OBSERVATION.

François Faure , âgé de 7 ans, nerveux et intelligent, tombe sur la tête et se plaint le lendemain de malaise, d'envie de vomir; il est assoupi, la pupille est très-dilatée; le pouls est serré, dur et fréquent. (Trois sangsues derrière chaque oreille, vésicatoire volant aux jambes; coton cardé recouvert de taffetas ciré sur les extrémités abdominales.) Deux piqûres des sangsues saignent une partie de la nuit, c'est-à-dire depuis 7 heures du soir, jusqu'à 3 heures du matin.

2.ᵉ jour. Pâleur extrême, cessation des accidens cérébraux, toux sèche, douleur pleurétique du côté gauche. (Cataplasme de farine de lin sur le côté douloureux, tisane de guimauve sucrée, looch blanc, lait sucré.)

3.ᵉ jour, même traitement: expectoration sanguinolente, hâtive; plus de douleur de côté, ventre libre, urines briquetées.

4.ᵉ, 5.ᵉ, 6.ᵉ, 7.ᵉ, mieux : expectoration blanche et moins abondante.

8.ᵉ, convalescence : lait de chèvre, soupes farineuses.

11.ᵉ, guérison.

HUITIÈME OBSERVATION.

GASPARD FOURNIER, âgé de 10 ans, d'une constitution nerveuse, ayant l'intelligence précoce; en revenant de l'école où il avait récité un très-grand nombre de vers, éprouve des vertiges, il vomit les alimens qu'il a pris à son dîner; bientôt, assoupissement, pupille dilatée; visage tantôt pâle, tantôt coloré; pouls serré, petit, accéléré (180 pulsations par minute); tête brûlante. (Trois sangsues derrière chaque oreille, vésicatoire volant à chaque jambe, coton cardé sur les extrémités abdominales, lavement de mauve avec 3 gros de vin émétique trouble, orangeade, potion tempérante.)

2.e jour, à la levée des vésicatoires, cessation du coma qui a duré toute la nuit, pouls plus développé et moins vîte, sueur abondante, chaude et générale ; soif, dysurie. (Boissons mucilagineuses nitrées, julep gommeux, cataplasme de farine de lin sur le ventre.)

3.e, 4.e, 5.e, même traitement, bouillon de poulet, crème de riz, d'avoine ; convalescence.

6.e, guérison.

NEUVIÈME OBSERVATION.

LÉONARD BERTRAND, âgé de 18 ans, le 17 juin 1828, est apporté à l'Hôtel-Dieu, au moment de notre visite du matin. Il est sans connaissance, profondément assoupi (nous apprenons, par ceux qui l'apportent, qu'il est malade depuis deux jours), le pouls est petit, serré, la peau est brûlante et sèche, la pupille resserrée et immobile ; erysipèle phlegmoneux de la jambe gauche s'étendant en dehors jusqu'à la réunion des deux tiers supérieurs de la cuisse avec le tiers inférieur. (Quatre sangsues derrière chaque oreille, boisson acidulée, julep *idem*.)

2.e jour, 4.e de la maladie, les accidens cérébraux augmentent ; coma profond, délire, mouvement nerveux des lèvres et des membres pectoraux. (Quinze sangsues autour du genou gauche; on les laisse saigner plusieurs heures : mêmes remèdes.)

3.ᵉ jour, mieux sensible, l'érysipèle ne fait plus de progrès. (Quinze sangsues sur le pied et le bas de la jambe gauche, boissons continuées.)

4.ᵉ et 5.ᵉ jours, cessation de tous les symptômes cérébraux, pouls régulier et développé; peu de rougeur au membre malade, ventre libre, envie des alimens. (Crêmes de riz.)

6.ᵉ et 7.ᵉ, convalescence : guérison.

Nous avons déjà remarqué plusieurs erysipèles produisant sympathiquement des phénomènes morbides appartenant à l'hydrocéphale aiguë : toujours nous avons retiré les meilleurs effets de l'application des sangsues sur le siége même de l'érysipèle.

Il y a plusieurs années que cette méthode nous réussit pour combattre un erysipèle de la face avec congestion cérébrale, dont étaient atteints M. le marquis et M.ᵐᵉ la marquise de la Baume.

DIXIÈME OBSERVATION.

F...Ph..., agée de 7 ans, fut apportée le 23 janvier dernier à l'Hôtel-Dieu. Douée d'une constitution nerveuse et replète, l'étude était pour elle un besoin; livrée aux jeux de son âge, elle avait fait de fréquentes chutes sur la tête; elle était malade depuis deux jours. Examinée avec attention, elle nous offrit un coma profond, la face tantôt rouge, tantôt pâle; des yeux fuyant la lumière, entr'ouverts et tournés en haut; la pupille resserrée, immobile; le grincement des dents, quelques cris plaintifs, quelques mouvemens convulsifs de tous les membres, et surtout du côté gauche; le pouls petit, serré, fréquent, donnant 150 pulsations par minutes; la langue naturelle, humectée; le ventre souple.

(*Prescription.*) **Dix** sangsues derrière l'oreille droite, boissons gommeuses; julep avec l'eau de tilleul, de fleur d'oranger, et le sirop de sucre; sinapismes promenés sur les extrémités inférieures; fomentations chaudes sur les pieds, animées avec la moutarde et le vinaigre. Nuit calme, coma moins prononcé.

3.e jour de la maladie. (Boissons et julep continués, larges vésicatoires aux jambes, lavemens laxatifs, vingt grains de calomélas incorporés dans la conserve de roses, et administrés en 3 doses à une heure d'intervalle.) Léger météorisme de l'abdomen, cessation de tous les signes d'hydrocéphale aigüe; le malade conserve seulement un peu d'égarement dans les traits : nuit heureuse.

4.ᵉ jour. Le météorisme du ventre cède à quelques fomentations émollientes ; les boissons douces et calmantes sont continuées ; il y a plusieurs selles stercorales et bilieuses.

5.ᵉ jour. Convalescence, retour prompt à la santé.

ONZIÈME OBSERVATION (1).

Un enfant âgé de trois ans, fort et bien constitué, perd l'appétit, et se plaint de quelques malaises que l'on attribue, comme cela se voit si fréquemment, à la présence des vers intestinaux. Des vermifuges sont administrés, sans consulter le médecin. Les symptômes s'aggravent par le rapide développement de la gastro-entérite. Nouvelle ingestion de boissons anthelminthiques, dans lesquelles entre un élixir d'absinthe. Trois jours après, le père de l'enfant prie M. le docteur Gueyrard de venir lui donner des soins. Le petit malade est dans l'état suivant : supination, tête constamment inclinée sur le front, *facies* exprimant la souffrance et la compression du cerveau ; pupilles dilatées ; légère

____

(1) Rapportée par M. le docteur Polinière, médecin de l'Hôtel-Dieu. Voy. *Emissions sanguines*, pag. 715.

déviation de l'œil droit; les mains, agitées d'un mouvement carphologique, se portent sans cesse autour du front et des lèvres; on ne peut voir la langue, la peau est fraîche, et presque froide aux extrémités ; le pouls est foible et lent; le ventre, excessivement météorisé, paraît être le siége d'une phlegmasie intense. Deux sangsues aux jugulaires, 4 sangsues à l'épigastre , font couler le sang pendant six heures. Après cette copieuse hémorrhagie, l'enfant sort de sa stupeur profonde, reprend un peu de connaissance, fait entendre des plaintes, peut montrer sa langue qui est médiocrement rouge , la peau s'é-chauffe , le pouls s'élève un peu en prenant de la fréquence. Fomentations émollientes ; pour boisson, eau sucrée ; diète. Au bout de deux jours, guérison.

DOUZIÈME OBSERVATION.

Le 23 février 1819, je fus appelé pour donner des soins à un enfant âgé de 6 ans, appartenant à des parens aisés, qui ne négligeaient rien pour que leurs enfans fussent soignés et bien surveillés ; cependant, de l'aveu même de sa bonne, le petit malade faisait de fréquentes chutes sur la tête , auxquelles on ne prêtait qu'une passagère attention, attendu que rarement il s'en plaignait , et qu'il en était toujours quitte pour une petite bosse qu'on comprimait chaque fois avec une pièce de monnaie.

Depuis deux ou trois jours , cet enfant était inquiet et pleureur , lorsque tout à coup il fut pris de tous les signes d'une irritation vive du côté de la tête. Voici ceux que je remarquai : resserrement de la pupille , sensibilité de la vue , pommette droite colorée et pâle d'un moment à l'autre ; assoupissement , grincement des dents , chaleur âcre à la peau , mouvemens convulsifs des muscles de la face , du col et des membres pectoraux ; réponses lentes et tardives aux questions qu'on lui fait et auxquelles il pourrait bien répondre , attendu que son intelligence est précoce ; pouls petit , serré , donnant 120 pulsations par minute ; vomissemens glaireux , urines involontaires , constipation. (Six sangsues derrière l'oreille gauche , infusion de tilleul avec le sirop de gomme , eau sucrée aromatisée , julep tempérant ; fomentations chaudes , émollientes sur les extrémités abdominales ; lavemens de mauve , cataplasmes de farine de lin sur le ventre.) La soirée est des plus orageuses , la sensibilité se perd de plus en plus , le coma le plus profond se prononce dans la nuit , les mouvemens convulsifs ont lieu dans les yeux , et surtout le droit.

Le 4.ᵉ jour, trismus, strabisme de l'œil doit, émiplégie légère de ce côté. (On écarte les mâchoires, et on fait passer en différentes reprises 10 grains de calomélas porphyrisé et étendu dans le looch blanc ; vésicatoires aux jambes, cataplasmes de riz appliqués très-chauds sur les extrémités inférieures ; vessie de cochon remplie de glace pilée, tenue constamment sur la tête.) Plusieurs selles dans la journée, météorisme du ventre, pouls moins serré, sueur générale, nuit calme.

Le 5.ᵉ, disparition du trismus, déglutition facile, pupilles dilatées et mobiles, retour des facultés intellectuelles, le malade se plaint d'avoir mal à la tête et aux jambes. (Fomentations abdominales avec la décoction de plantes émollientes, boissons douces et tempérantes.) Nuit bonne.

Le 6.ᵉ, il ne reste qu'un peu d'engourdissement dans le bras droit ; l'œil de ce côté est moins ouvert que l'autre, il est chassieux. Traitement continué : on ajoute un peu de fleur d'arnica dans les infusions de feuilles d'oranger.

Le 7.ᵉ, l'enfant demande ses joujoux, et s'amuse comme avant sa maladie ; il témoigne l'envie de manger, et la convalescence précède de peu de jours la guérison.

TREIZIÈME OBSERVATION (1).

Un enfant âgé de 3 ans, à tête volumineuse et lymphatique, perd l'appétit et présente un léger mouvement fébrile, lié à une gastro-entéro-bronchite de peu d'intensité. Cet état dure quelques jours, après lesquels l'enfant se plaint d'une douleur sourde dans la tête; le lendemain il est dans l'état qui suit : Pâleur générale, fraîcheur de la peau, cessation de la toux, affaissement du ventre, stupeur du regard, affaiblissement des sens, difficulté de soutenir sa tête; légère dilatation des pupilles, accompagnée d'un commencement de rotation des yeux. Je prescris : six sangsues aux apophyses mastoïdes, 12 grains de calomélas à prendre en 6 heures, des fomentations d'eau vinaigrée froide sur la tête pendant que les sangsues couleront; cataplasmes chauds autour des pieds, auxquels on fera succéder du coton recouvert de taffetas gommé; tisane émolliente. Le lendemain matin, après quelques évacuations alvines, ces symptômes sont disparus; mais ils se renouvellent le soir avec une intensité plus grande, avec l'abolition complète des sens, les mouvemens con-

______

(1) Recueillie par mon collègue M. Gueyrard fils.

vulsifs et la roideur des mâchoires. Je prescris deux nouvelles sangsues au cou, la glace
sur la tête et la continuation des autres moyens,
qui amènent une amélioration analogue. Le lendemain, symptômes de gastro-entérite avec chaleur cutanée, fréquence du pouls, face colorée,
tension et metéorisme du ventre, selles fréquentes et vertes. Je m'applique à apaiser l'irritation
viscérale, sans perdre la crainte d'une récidive de
compression cérébrale. En effet, trois jours
après, la gastro-entérite paraissait se résoudre
et les symptômes de meningo-céphalite appa-
rurent pour la troisième fois. Je pratiquai de
suite un séton à la nuque, et ordonnai les bains,
les cataplasmes sinapisés aux pieds, la glace en
permanence sur la tête ; le petit-lait, la diète,
etc. Le séton a suppuré un mois. Deux ans se
sont écoulés, et l'enfant n'a plus eu aucune at-
teinte de cette maladie.

QUATORZIÈME OBSERVATION.

E... N..., agé de 7 ans, était pleureur et exi-
geant; il témoignait l'envie de boire. A la suite
d'une chute sur la tête, il vomit son déjeûner, et
demande à se mettre au lit. Je suis appelé pour
lui donner mes soins. Couché sur le dos, je lui

trouvai le visage rouge, les yeux à moitié fermés ; et profondément assoupi ; le pouls plein et accéléré (160 pulsations par minute). (Quatre sangsues derrière chaque oreille ; boisson gommeuse, sucrée ; cataplasmes de riz, appliqués très-chauds sur le bas-ventre et sur les pieds.) Nuit agitée.

Le 2.ᵉ jour, chaleur âcre à la peau, délire ; face tantôt pâle, tantôt colorée ; langue naturelle, pouls moins plein, constipation, urines rouges et rares. (Fomentations émollientes sur le ventre, lavemens de mauve ; cataplasmes de riz, saupoudrés de moutarde sur les pieds ; boissons gommeuses sucrées, julep tempérant, glace sur la tête.) Nuit plus calme, sueur générale, urines plus claires, diarrhée stercorale et bilieuse.

Le 3.ᵉ, ventre météorisé, assoupissement moins prononcé, la diarrhée continue ; langue blanche dans le milieu et rouge sur les bords et à la pointe ; soif, sensibilité à l'épigastre. (Orangeade, julep tempérant, fomentations émollientes.) Nuit bonne, sueur générale et chaude.

Le 4.ᵉ, disparition des signes de l'affection cérébrale, météorisme, diarrhée, soif et envie des boissons froides. (Quatre sangsues sur le creux de l'estomac, boissons et fomentations continuées.)

Le 5.ᵉ, 6ᵉ et 7.ᵉ, mieux. (Même traitement.)

Le 8.e jour, convalescence; crême d'avoine et bouillon.

Le 11.e, guérison.

———

QUINZIÈME OBSERVATION.

Elizabeth Gai dite Ronchard, âgée de 14 ans, est apportée à l'Hôpital dans un état voisin de la mort; malade depuis six jours, les bonnes femmes du quartier avaient épuisé leur science pour la guérir. Voici dans quel état nous la trouvâmes à notre visite : face grippée, tantôt pâle, tantôt colorée, pouls large, mou et irrégulier ; des sueurs partielles et froides, des mouvemens convulsifs dans les yeux, la bouche et le côté gauche ; les yeux renversés et entr'ouverts, les pupilles dilatées, immobiles, et insensibles à la lumière ; les dents serrées, et quelques cris aigus de cinq minutes en cinq minutes. (Larges vésicatoires aux jambes, et un troisième sur l'abdomen ; lavemens de mauve avec une once et demie de manne, orangeade.) Nuit très-agitée, selles copieuses.

Le 2.e jour, assoupissement moins profond, déglutition possible, pouls plus régulier, retour d'un peu de sensibilité. (Orangeade, looch avec 12 grains de calomélas.)

Le 3.ᵉ, mieux remarquable, toux pressante, cessation du mouvement convulsif des yeux, diarrhée, coliques, soif, pupilles toujours très-dilatées et insensibles à la lumière. (Même traitement.)

Le 4.ᵉ, 5.ᵉ et 6.ᵉ, retour gradué des facultés intellectuelles ; toux, expectoration muqueuse abondante. (Tisane mucilagineuse, looch simple, lait, sirop de mou de veau).

Le 7.ᵉ, 8.ᵉ, 9.ᵉ, et 10.ᵉ, amélioration toujours croissante. (Même traitement : bouillon, crème de riz et d'avoine.)

Le 11.ᵉ, convalescence. Guérison au bout de peu de jours.

SEIZIÈME OBSERVATION.

M. de C., agé de 27 ans, d'un tempérament nerveux et sanguin, avait fait une marche forcée par une chaleur brûlante. (C'était en juillet 1823.) Quelques heures après son dîner, il boit de la bière, et, arrivé à la ville, se rend au Grand-Théâtre. Il y faisait très-chaud; il se trouve mal, veut sortir, descend l'escalier, tombe sans connaissance sur le dos, et frappe de l'occiput sur le tranchant d'une des marches. Porté chez M. Barre, on lui donne tous les soins que son état exige : il vomit son dîner, et, revenu à la connaissance, il se fait conduire chez lui. A 11 heures, je me rends auprès du malade : il avait toujours des vertiges ; les vomissemens continuaient, le pouls étoit petit, serré ; les extrémités étaient froides. Je prescrivis l'orangeade, une potion antispasmodique, des frictions éthérées sur l'estomac et sur les membres ; la moutarde fut appliquée sur les extrémités abdominales. A une heure après minuit, les vomissemens étaient moins fréquens, la chaleur s'était rétablie, le pouls s'était développé : le malade témoignant le désir de dormir, je le laissai. A 5 heures du matin, je le trouvai assoupi, les pupilles dilatées, la tête lourde, le pouls large et plein. (Saignée d'une livre, boisson et potion continuées, lavement avec une once et demie de vin émétique trouble.)

Le 3.ᵉ jour, bouillon de poulet, orangeade : la convalescence commence, elle a été longue ; le malade conserve la vue faible, et tous les corps lui paraissent verts : cet état, assez singulier et qui dénote un léger épanchement qui aurait eu lieu au moment de la chute, disparaît au bout d'un mois environ.

DIX-SEPTIÈME OBSERVATION (1).

LE nommé GEOFFROI, âgé de 27 ans, commis chez M. Rusand, entra à l'Hôtel-Dieu le treize novembre 1822, se plaignant d'une violente douleur à la tête, qu'il éprouvait depuis le mois de décembre 1821, principalement à la région pariétale gauche. Depuis le mois de janvier 1822 jusqu'au 13 novembre suivant, il éprouva, à la suite de maux de tête violens, six attaques d'épilepsie avec perte de connaissance, chutes et convulsions. Il entra à l'Hôtel-Dieu; on lui prescrivit des boissons adoucissantes : il sortit au bout de quelques jours sans avoir éprouvé de nouvelles attaques. Mais le 11 décembre suivant, il fut apporté à l'Hôtel-Dieu dans un état complet d'apoplexie, auquel se joignaient tous les quarts-d'heure des crises épileptiques avec mouvemens cloniques de tout le corps. La bouche était écumeuse, l'œil fixe, le pouls accéléré, le visage couvert d'une sueur chaude, le teint pâle et plombé; le 15, la mort survint.

On avait remarqué à la tempe gauche une tumeur peu saillante, légèrement œdémateuse, de 2 pouces de long sur un pouce de large, ayant des

____

(1) Recueillie par M. le docteur Ozanam.

battemens expansifs isochrones à ceux du pouls.
Ils cessaient en comprimant la carotide ; cette tumeur était molle, fluctuante, sans changement
de couleur à la peau, circonscrite par un rebord
dur et osseux.

AUTOPSIE CADAVÉRIQUE.

La tumeur à la tempe s'était affaissée, le cerveau et ses membranes étaient enflammés et
très-infectés de sang ; les veines des anfractuo-
sités cérébrales étaient aussi gorgées et disten-
dues.

Erosion complète de l'os pariétal gauche, où
il y avait un trou circulaire de 9 lignes de diamètre traversant l'os. Un tubercule du cerveau
soulevait la dure-mère et l'avait poussée dans le
trou ; le périoste externe était intact : ce tubercule faisait hernie à travers l'os temporal ; toute
la partie du cerveau correspondant à la fosse tem-
porale, était ramollie et œdémateuse ; elle contenait six autres tubercules de la grosseur d'une
petite noix, très-durs, avec une substance jaunâtre au centre ; le seul tubercule qui faisait
hernie était ramolli, les autres parties du cerveau étaient saines.

DIX-HUITIÈME OBSERVATION (1).

FRANÇOIS COLOMB , âgé de 9 ans , natif de Lyon , entra le 18 décembre à la salle de St.-Charles. Il éprouvait des douleurs aiguës à la tête depuis 6 jours , avec délire , mouvemens convulsifs , les yeux fixes et la pupille dilatée. Le père de l'enfant rapporta que le malade éprouvait des maux de tête depuis deux ans , mais qu'il n'était tombé véritablement malade que depuis peu de jours. On tenta inutilement les évacuations sanguines , les révulsifs , la glace , les antispasmodiques : l'enfant mourut le 24 du même mois , 12.e jour de la maladie.

AUTOPSIE.

Injection de la dure-mère , qui était d'un rouge violacé ; les vaisseaux cérébraux gorgés de sang ; la moitié antérieure et latérale du lobe droit du cerveau était ramollie , la pulpe cérébrale ressemblait à de la lymphe coagulée , et contenait plusieurs kystes séreux ; épanchement de trois tasses de sérosité claire dans les ventricules.

Au-dessus des corps pyriformes du côté droit ,

---

(1) Recueillie par **M.** le docteur Ozanam.

était une tumeur squirreuse jaune, très-dure, plongée dans la pulpe cérébrale, de la grosseur d'un œuf de poule et pesant une once et quart.

La dure-mère et l'arachnoïde étaient adhérentes dans la partie supérieure et postérieure du lobe gauche du cerveau.

On ne reconnaissait plus la couche grisâtre qui forme l'enveloppe corticale du cerveau, elle était jaune et presque décomposée.

Les autres viscères étaient dans leur état naturel.

DIX-NEUVIÈME OBSERVATION (1).

MARTIAL EMINGARD, fusilier dans le 1.ᵉʳ bataillon de la Corrèze, âgé de 22 ans, entra à l'Hôpital le 17 juin 1819, se plaignant d'une céphalalgie violente, surtout vers la région frontale : insomnie, vertiges, peu de fièvre, pupilles dilatées, perte de l'appétit et envies de vomir.

On tente inutilement l'application réitérée des sangsues, la saignée du pied, les pédiluves sinapisés, les antispasmodiques, le quinquina,

_____

(1) Recueillie par M. le docteur Ozanam.

etc. Cet homme fut confié à mes soins le 6 juillet suivant ; je prescrivis un errhin avec le sulfate de zinc et la poudre de muguet pour provoquer des éternuemens ou un épistaxis , et le lendemain le malade rendit par le nez , en éternuant, un ver vivant, de 4 lignes de long sur 2 lignes de diamètre : à la tête, il avait une forme conique. Eclairé par cette circonstance , je prescris des fumigations éthérées et des injections dans le nez avec l'infusion d'absynthe , la teinture de myrrhe et l'onguent ægyptiacum , qui firent évacuer, en 4 jours, soixante-deux vers vivans , de la même espèce. Ces vers étaient sans doute logés dans les sinus frontaux : il serait difficile d'expliquer comment ils avaient pu s'y former ou y être introduits sous forme d'œufs.

Guill. Fabricius , Wolfahrt et Fernel citent des cas semblables ; Borelli donna le nom de *Nasicoles* aux vers trouvés dans les narines ; Duverney trouva aussi un ver dans la grande scissure du cerveau : ces vers ressemblent plutôt à des strongles qu'à des ascarides.

Enfin le malade se sentit entièrement soulagé après ces évacuations ; on continua encore les injections et les fumigations pendant 4 jours : et ce militaire sortit en parfaite santé le 16 du même mois.

VINGTIÈME OBSERVATION.

Le portier de la maison Richard, rue de la Boucherie des Terreaux, âgé de 66 ans, se livrant parfois à l'usage inconsidéré des boissons alcoholiques, tombe sans connaissance. Appelé conjointement avec MM. les docteurs Clerjon et Tissot, nous décidons que le cas est grave, et de suite, attendu d'ailleurs l'exiguité de son logement, nous le faisons porter à l'Hôpital. Coma profond, pupille dilatée et insensible à la lumière, hémiplégie complète du côté gauche, pouls plein, dur, face colorée, déglutition bruyante, incontinence d'urine, déjections alvines nulles : saignée du bras droit, quinze sangsues derrière l'oreille du même côté, lavement avec la décoction de mauve et deux onces de vin émétique trouble, sinapismes aux pieds, coton cardé et taffetas ciré sur les extrémités inférieures; 4 grains de calomélas toutes les heures, infusion de feuilles d'oranger sucrée. Dans la soirée, déjections alvines abondantes, sueur chaude et générale, retour de la raison. Quelques légers mouvemens dans les membres paralysés; nuit calme, déglutition plus facile, quoique suivie de toux; on cesse le calomélas; les boissons tempérantes et le coton cardé sont continués les 3.ᵉ, 4.ᵉ, 5.ᵉ, 6.ᵉ et

7.ᵉ jours de la maladie; ensuite sont prescrits l'extrait alcoholique de noix vomique, l'extrait de scille et de digitale à la dose d'un grain chaque, pour une pilule à prendre chaque jour; l'infusion* de feuilles d'oranger, et les fleurs d'arnica-montana. Les mouvemens dans le côté paralysé s'étendent de plus en plus; on permet le bouillon, l'on passe aux potages et enfin aux alimens plus substantiels; le malade se lève le 15.ᵉ jour, et sort guéri le 3o.ᵉ

VINGT-UNIÈME OBSERVATION.

CHARLOTTE GODE, âgée de 5 ans, vive, haute en couleur, d'une imagination active, est prise pendant la nuit d'un violent mal de tête qui lui arrache des cris aigus. Appelé à deux heures du matin, voici ce qu'elle présente à mon examen : visage tantôt pâle, tantôt coloré; syncopes fréquentes, pouls irrégulier et variant d'une minute à l'autre; mouvement automate des mains vers la tête, convulsions des yeux et des muscles de la face. (Trois sangsues à chaque tempe; fomentations chaudes émollientes sur les jambes et les pieds, boissons douces et calmantes; coton cardé et taffetas ciré sur les jambes et les pieds.)

Le 2.ᵉ jour, immobilité et resserrement des pupilles, assoupissement, réveil en sursaut, vomissement bilieux, langue blanche, soif, dégoût pour les boissons chaudes, appétence pour les boissons froides, acidulées ; constipation (même traitement) ; nuit agitée.

Le 3.ᵉ jour, coma, yeux chassieux et rénversés en haut, insensibles à la lumière ; déglutition difficile, décubitus sur le dos. (Vésicatoires aux jambes, fomentations sur le ventre, cataplasmes de riz saupoudrés de moutarde, appliqués très-chauds à la plante des pieds ; compresses trempées dans l'oxycrat à la glace sur la tête, lavemens laxatifs.) Selles copieuses ; nuit plus tranquille.

Le 4.ᵉ jour, météorisme du ventre, diminution progressive des symptômes hydrocéphaliques, soif pressante, déglutition facile, diarrhée bilieuse, jaune et verte. M. Mermet (1), appelé en consultation, approuve tout ce qui a été fait, et conseille le calomélas. L'état d'irritation du ventre en fait suspendre l'emploi. (On insiste pour les fomentations sur l'abdomen avec la décoction des plantes émollientes, les boissons mucilagineuses et calmantes ; on permet du bouillon et la crême de riz.)

Le 5.ᵉ, 6.ᵉ, 7.ᵉ et 8.ᵉ, amélioration sensible (même traitement, même régime) ; retour prompt à la santé.

____

(1) Ancien doyen des médecins de l'Hôtel-Dieu, placé à juste titre au rang des premiers praticiéns de cette ville.

VINGT-DEUXIÈME OBSERVATION (1).

L'ENFANT N., âgé de 5 ans, d'une constitution grêle, jointe à une intelligence précoce, affecté du carreau, par suite d'une nourriture mal appropriée à son âge durant son allaitement, revint graduellement à un état de santé plus satisfaisant, par l'influence d'un traitement antiphlogistique; mais, à l'approche de tous les étés, cet enfant ressentait quelques atteintes de gastro-entérite sub-aiguë, avec pâleur, fréquence du pouls le soir, alternatives de diarrhée et de constipation, gonflement abdominal. Les parens, sans l'avis de la médecine, administrent un contreversintempestif: la phlegmasie exaspérée se réfléchit brusquement vers la tête, et je suis appelé. Je trouve l'enfant couché sur le dos, décoloré, les extrémités froides, le ventre affaissé mais plus chaud que les autres parties; la langue peu rouge, le pouls inappréciable; cris plaintifs, faibles en quelque sorte, périodiques à des intervalles de 3 à 4 minutes, accompagnés de grincemens de dents, et de l'extension convulsive des bras et des jambes; les traits rétractés, les pupilles dilatées et insensibles; les yeux

---

(1) Recueillie par mon collègue M. Gueyrard fils.

caves, la tête tombant par son propre poids, les carotides battant avec précipitation, aucune connaissance.

A ma première pensée d'attaquer la gastro-entérite comme point de départ de la congestion cérébrale, succéda celle de la rappeler au contraire, tant l'irritation secondaire me parut prédominer ici sur la primitive; en conséquence je prescrivis : six sangsues aux jugulaires avec hémorragie de 6 heures, glace permanente sur la tête; 2 grains de proto-chlorure de mercure tous les quarts-d'heure, jusqu'à selles copieuses et retour de la faculté des sens; cataplasmes chauds et sinapisés, légèrement renouvelés avec permanence autour des pieds; infusion de fleurs de mauve, lorsque la déglutition sera possible.

Pendant la nuit, le petit malade a parlé, reconnu sa mère; il a eu d'abondantes évacuations à la 4.e prise de colomel, dont il n'a pris que 8 grains.

A ma visite, je trouve la scène totalement changée: aucun symptôme de phlegmasie cérébrale, mais tous ceux d'une hépatite grave, avec vultuosité, chaleur vive, fréquence et dureté du pouls, région hépatique rénittente et sensible à la moindre pression. Cette nouvelle maladie produit, de l'art, fut la seule dont j'eus dès-lors à m'occuper;

elle a cédé graduellement à des saignées locales répétées, à des fomentations perpétuelles, à l'usage du petit-lait et des bains prolongés, joints au régime diététique le plus scrupuleux; la convalescence a été longue.

VINGT-TROISIÈME OBSERVATION.

MARIE GONIN, ouvrière en soie, âgée de 17 ans, réglée à 15 ans et dès-lors régulièrement tous les mois, éprouvait depuis quelques jours une pesanteur de tête qui la disposait au sommeil, lorsque tout-à-coup elle fut saisie par un frisson d'une heure, qui ne fut point suivi de chaleur, mais d'un assoupissement profond (coma), d'un pouls serré et donnant 100 pulsations par minute. On appliqua de suite la moutarde aux extrémités, et quatre sangsues à chaque cuisse. Je prescrivis les boissons mucilagineuses et tempérantes, et un julep acidulé.

Le 2.e jour, même état du pouls, coma toujours plus profond, déglutition difficile et avec bruit, soubresaut des tendons, pupille dilatée, immobile, insensible à la lumière; surdité, langue nette, humectée, n'annonçant aucun signe d'irritation du côté de l'appareil digestif; extrémités abdominales froides, ventre affaissé, libre;

déjection involontaire des urines et des matières fécales. (Quatre sangsues à chaque tempe,
vésicatoires aux jambes et à la nuque, fomentations émollientes sur le bas ventre, mêmes boissons continuées, quelques tranches d'orange.)

Le 3.e, 4.e, 5.e et 6.e jour, même état : quinze
grains de calomélas porphyrisé, mêlés à la
gomme arabique, étendus dans 4 onces de looch
blanc et administrés par cuiller à bouche d'heure
en heure; déjections alvines abondantes toute
la nuit; ventre légèrement météorisé, douloureux au toucher.

Le 7.e, cessation de tous les accidens du côté
de la tête, remplacés par ceux qui appartiennent
à la gastrite; pouls large, mou, moins fréquent;
langue blanche dans sa moitié, et rouge sur ses
bords; gastralgie, céphalalgie; boissons mucilagineuses et tempérantes données abondamment,
fomentations émollientes.

Le 8.e, 9.e et 10.e, mieux progressif.

Le 14.e, convalescence.

Le 20.e, guérison.

VINGT-QUATRIÈME OBSERVATION (1).

ROYER, âgé de trois ans et demi, d'une intelligence précoce et d'une grande vivacité, avait à plusieurs reprises présenté des symptômes non équivoques de la présence des vers dans les intestins. Depuis plusieurs jours, il était morose, sans appétit, urinait difficilement, avait le ventre resserré et l'haleine très-acide, lorsqu'il fut pris d'un assoupissement qui l'obligea à garder le lit.

La face était alternativement pâle ou injectée, le front brûlant ou dépourvu de chaleur; les yeux entr'ouverts, la pupille dilatée, peu mobile sous l'influence de la lumière, et à moitié cachée par la paupière supérieure. L'enfant montrait sa langue quand il y était invité; les pieds étaient froids, la respiration stertoreuse, les pulsations carotidiennes proportionnellement plus fortes. Parfois, il faisait entendre des soupirs, même des cris : alors il avait de légers mouvemens convulsifs; presque constamment on pouvait remarquer des agitations spasmodiques dans les doigts, ou des soubresauts dans les tendons; l'enfant était constipé, la pression

______

(1) Recueillie par M. Fouilloux, **D. M. P.**

abdominale ne faisait pas gripper la face, et la langue était humide sans rougeur morbide. (Lavement d'assa-fœtida pour m'éclairer sur la présence des vers.)

Le lendemain, peu de changement dans l'état du malade. (Une sangsue derrière chaque oreille; ouates de coton et taffetas ciré aux pieds; infusion de fleurs de tilleul et de feuilles d'oranger.)

Le 3.e jour, diminution très-marquée des mouvemens convulsifs; l'état comateux continue. (Vésicatoires aux jambes, lavemens avec la manne.) La maladie reste au même degré pendant trois jours, et dans cet intervalle on observe quelques accès spasmodiques. (Matin et soir une pastille avec un grain de calomel, fondue dans une cuillerée à bouche de l'infusion.) Diminution progressive des symptômes; enfin, vers le quatorzième jour, convalescence.

VINGT-CINQUIÈME OBSERVATION.

Louis Achard, âgé de huit ans, nerveux et pleureur, se plaint de la tête en revenant de l'école; ou lui fait prende un bain de pieds et quelques tasses d'infusion de tilleul.

Le lendemain, l'enfant est assoupi; il ne répond aux questions qu'on lui fait que par des cris aigus, se porte les mains à la tête, et toute la journée continue ces mêmes cris au milieu d'un carus profond. Appelé alors, je fais appliquer trois sangsues derrière chaque oreille, un vésicatoire à chaque gras de jambe, du coton et du taffetas ciré sur les extrémités abdominales : la nuit est plus calme, il y a moins d'assoupissement, les cris deviennent plus rares.

Le 3.ᵉ jour, calme parfait ; un lavement de décoction de mauve avec la manne fait rendre beaucoup de matières fécales et bilieuses, il y a un peu de soif, la langue est naturelle ; le pouls, d'abord serré et vîte, s'est développé et s'est ralenti. Cessation de la douleur de tête ; boissons douces, potion tempérante, crêmes d'avoine, d'orge perlée.

Le 4.ᵉ jour, ventre libre, convalescence.

Le 9.ᵉ guérison (C).

VINGT-SIXIÈME OBSERVATION (1).

Un homme de vingt-cinq ans, d'une forte constitution, ayant l'extérieur pâle, grêle, l'œil hébété, stupide, ce qui tenait à l'abus qu'il faisait de l'eau-de-vie, dont il prenait journellement quinze petits verres, en porta la dose, dans les premiers jours de janvier, de trente à quarante, encore était-elle de mauvaise qualité. Le 4 janvier, on l'apporta à l'Hôtel-Dieu, agité de convulsions. Dans la nuit, il délira, se leva, et par sa turbulence troubla toute la salle. On lui mit douze sangsues aux tempes; et deux grains d'émétique, donnés immédiatement, déterminèrent par haut et par bas d'abondantes évacuations de bile. Le 6, il était plus calme; le 7, la raison lui revint; le 12, il sortit guéri.

---

(1) Recueillie par M. Hellis, médecin en chef de l'Hôtel-Dieu de Rouen. (Voyez *Clinique Médicale* par ce médecin, page 64.

VINGT-SEPTIÈME OBSERVATION.

ANNETTE LE RENARD, âgée de dix ans, douée d'un tempérament très-nerveux, d'une imagination ardente, possédait une mémoire peu commune; les sœurs de St.-Charles profitaient (comme le font tous ceux qui se livrent à l'enseignement) de cette aptitude au travail, pour lui faire apprendre davantage; ainsi, avant la maturité des organes, on les fatiguait, on irritait le cerveau en exerçant à l'excès ses facultés. L'enfant se plaignait de migraine, de douleur à l'estomac ; il avait perdu le sommeil, il digérait mal, et était fréquemment tourmenté par la soif. Les parens pensaient que les vers occasionnaient seuls ce trouble des fonctions, et, aidés par les conseils des commères du quartier, prodiguaient force contre-vers à leur enfant.

Les choses étaient dans cet état lorsque, vers les premiers jours de mai, Annette fut prise d'un frisson violent et d'un vomissement spontané; je fus appelé le jour même. Je trouvai le pouls plein, large; la peau était brûlante et sèche, la langue blanche dans le milieu, et rouge sur les bords et à la pointe; une douleur au creux de l'estomac, qui s'étendait du côté du nombril; le ventre légèrement ballonné; les vomissemens ,

d'un liquide jaune tirant sur le vert, continuaient:
la même matière était rendue par les selles; les
urines étaient rares, rouges, et rendues avec
douleur. L'orangeade avec le sirop de gomme,
l'eau sucrée et aromatisée avec l'eau de fleurs
d'oranger; un julep avec l'infusion de tilleul,
l'eau de fleurs d'oranger et le sirop de violettes;
des fomentations émollientes sur l'abdomen
furent prescrits. La nuit fut des plus orageuses:
les vomissemens continuaient sans changer de nature, seulement les matières étaient plus délayées
par les boissons que l'on donnait souvent et à
petites doses. Vers le matin il y eut un peu
d'amendement dans les symptômes : le pouls
devint plus mou, la soif moins pressante et les
vomissemens plus rares; la peau s'humecta,
les borborygmes se firent entendre, le ventre
continua d'être ballonné, les déjections alvines
se modérèrent.

Jusqu'au 10.ᵉ jour, la maladie marcha vers le
mieux: les nuits furent plus calmes, les vomissemens disparurent totalement, et, avec eux, la
céphalalgie, la gastralgie devinrent peu à peu
insensibles; la soif s'amenda, et la langue, qui
avait été sèche et rugueuse vers sa pointe, prit
un aspect plus favorable. Tout me faisait espérer
une guérison prochaine, lorsque le lendemain
j'appris qu'Annette avait passé la nuit dans un

délire permanent, qu'elle avait fait des efforts pour sortir de son lit, et qu'on n'avait rien pu lui faire avaler. Je crus d'abord qu'on avait fait quelque imprudence, mais je reçus le témoignage le plus positif du contraire. En me livrant à l'investigation de ce nouvel état, voici ce que je remarquai : La malade était couchée sur le dos, les yeux ouverts, fixes, la pupille dilatée ; la respiration suspireuse, les dents serrées, la déglutition difficile et avec bruit, le ventre affaissé et sans douleur ; le pouls serré et vîte, les extrémités froides, et de fréquentes syncopes. Les vésicatoires furent appliqués aux jambes ; des fomentations sinapisées furent faites sur les pieds, et remplacées par des cataplasmes de riz saupoudrés de farine de moutarde ; on fit des fomentations avec l'écorce de quina et les plantes émollientes sur l'abdomen ; on continua les boissons mucilagineuses et tempérantes ; je fis passer quelques grains de calomélas. M. Martin le jeune, appelé en consultation, sanctionna ce traitement.

Le 12.ᵉ jour, convulsions des yeux, des muscles de la face, des membres pectoraux ; délire, pouls serré, irrégulier, syncopes fréquentes, strabismes trismeux. (Fomentations émollientes sur l'abdomen, glace sur la tête, cataplasmes chauds sur les pieds, lavemens de quinquina dans la vue d'exciter les gros intestins et rompre la direction fluxionnaire vers le cerveau, boissons gommeuses sucrées.) Nuit plus calme, déglutition plus facile.

Le 13.ᵉ, météorisme du ventre, pouls plus régulier, moins vîte, développé; amendement marqué des symptômes hydrocéphaliques. (Même traitement.)

Le 14.ᵉ, idiotisme, perte absolue de la mémoire, mouvemens automatiques indéterminés, regards hébétés, ventre douloureux, selles abondantes. (Fomentations émollientes continuées sur l'abdomen, boissons douces administrées largement, bouillon de poulet.)

Le 15.ᵉ, 16.ᵉ, 17.ᵉ et 18.ᵉ, retour gradué à la santé.

Le 25.ᵉ, guérison.

VINGT-HUITIÈME OBSERVATION (1).

LUCIEN T...., âgé de cinq à six mois, petit-fils d'un négociant de la ville de Lyon, fut vacciné à la fin du printemps. La vaccine réussit parfaitement; mais les premiers jours du mois de mai ayant été un peu humides, l'enfant fut pris d'une toux légère qui devint chaque jour plus forte. Tous les moyens employés pour faire suppurer la partie du bras qui avait été le siége des boutons ne purent soulager le jeune malade : l'inflammation des bronches augmenta, et l'estomac ne tarda pas à devenir le siége d'une inflammation aussi violente. Il vomissait très-souvent, et cependant il prenait le sein de sa mère avec le plus grand appétit. Cet état dura plusieurs jours ; mais le 27 juin, jour où je fus appelé à onze heures du soir, les accidens augmentèrent d'une manière effrayante : la figure de l'enfant, ordinairement assez fraîche, était décomposée; les vomissemens fréquens qu'il avait eus dans la journée l'avaient mis dans un abattement extrême; ses cris n'avaient presque pas cessé dans le jour, et dans les courts intervalles il avait pré-

---

(1) Recueillie par M. le docteur Clerjon.

senté un état de somnolence. Quand j'arrivai, je
trouvai les extrémités froides, le pouls était assez
dur, mais fréquent et irrégulier, la respiration
était courte ; la figure était couverte d'une transpiration assez abondante, mais froide. Je fis appliquer de suite, sur la région épigastrique, une
peau de lapin fraîchement écorché, et sur les
pieds, du coton cardé, enveloppé avec du taffetas ciré, en recommandant aux parens de remplacer ce coton par un cataplasme de farine de
graine de lin, avec un cinquième de moutarde
très-forte, si les accidens continuaient encore
dans la matinée. J'ordonnai en même temps une
potion calmante et légèrement narcotique ; je
recommandai de plus de faire continuellement
sur l'épigastre, après avoir enlevé la peau de lapin, des fomentations avec une décoction de
feuilles de mauve et de tête de pavot fraîches.
Le lendemain, la somnolence avait cessé ; mais
l'enfant criait et toussait plus fréquemment. Le
coton cardé fut continué sur les pieds, et une
légère moiteur fut entretenue par tout le corps
de l'enfant ; car les parens avaient remarqué que
l'enfant s'était trouvé soulagé après une forte
transpiration que les moyens employés pendant
la nuit avaient déterminée. Le 29 juin, l'enfant
fut mis à l'eau de violette et de gomme, mêlée
avec une légère décoction de fleurs de coqueli-

cot. La mère était soumise à un régime très-adoucissant, car l'enfant prenait le sein de temps en temps. Le 30 juin, l'enfant était dans la même situation que le jour précédent ; mais son sommeil était moins interrompu et ses cris moins fréquens. Le 1.er juillet, il eut une diarrhée assez abondante, qui se continua le jour suivant. Le 3 juillet, tous les accidens avaient cessé : la toux avait diminué par l'usage fréquent de la gomme et de petits potages de fécule de pommes de terre. Il est vrai que la mère, habitant les hauteurs de la colline de Fourvières, avait évité avec le plus grand soin d'exposer son enfant à l'humidité ou à la fraîcheur dans le jardin. Depuis le commencement de la diarrhée, les vomissemens n'ont pas reparu ; bientôt après, les symptômes qui s'étaient manifestés du côté de la tête ont cessé ; une légère éruption qui s'est manifestée sur tout le corps de l'enfant a hâté la guérison. Il est actuellement parfaitement rétabli, mais dans un état de faiblesse qui accompagne toujours ces graves maladies.

VINGT-NEUVIÈME OBSERVATION.

ANDRÉ DUPONT, âgé de huit ans, d'un tempérament nerveux, valétudinaire, se plaint de douleurs de tête depuis quelques jours ; le 20 juin il demande à se coucher, éprouve un frisson suivi d'une chaleur brûlante à la peau ; la douleur de tête est aiguë, la face colorée, le pouls accéléré et serré ; l'agitation est extrême toute la nuit ; on remarque un peu de moiteur vers le matin ; la soif est nulle, le ventre resserré, les urines rares et rouges.

Le 21 juin, l'enfant reprend son état de santé habituel ; il joue, mange et n'éprouve qu'un peu de malaise ; dans la soirée, retour du frisson, de la chaleur brûlante, carus, pupilles resserrées et immobiles, visage coloré, décubitus sur le dos, tête renversée en arrière, mouvemens convulsifs du globe de l'œil, trismus, cris aigus, dents serrées. (Trois sangsues derrière chaque oreille, cataplasmes de riz saupoudrés de moutarde sur les pieds, lavement avec l'eau de mauve, et 2 onces d'huile de ricin, coton et taffetas ciré sur les extrémités abdominales, boissons tempérantes, potion *idem*.) Déjections alvines abondantes, sueur générale et chaude, nuit calme, sans carus.

Au matin 22 juin, retour de la raison, apyrexie complète. (4 grains de sulfate de quinine dans 6 onces de sirop, à prendre par cuiller à bou-ché, d'heure en heure, boissons et coton conti-nués. L'accès du soir n'a pas lieu ; il est remplacé par un peu de chaleur, la soif, dont le malade ne s'était pas encore plaint ; le ventre se ballonne un peu: fomentations émollientes, lavement d'eau de mauve, boissons et potion tempérantes.) Qua-tre heures de sommeil pendant la nuit ; peau ha-liteuse, urines moins rouges et plus abondantes ; les symptômes hydrocéphaliques ont disparu.

Le 23 juin, l'enfant témoigne l'envie de man-ger ; on permet les soupes farineuses, claires. (On continue quelques cuillerées du mélange de sulfate de quinine et de sirop, et l'orangeade.)

Les 23, 24 et 25, l'état s'améliore de plus en plus ; convalescence, guérison prompte.

TRENTIÈME OBSERVATION (1).

Félicité, âgée de 8 ans, d'un tempérament lymphatique, et d'une constitution très-délicate, entra à l'infirmerie pour un rhume assez fort, accompagné d'une faiblesse générale dans les membres. Le 27 février, on vit chez elle se manifester les symptômes suivans : Quelques douleurs de tête passagères, douleurs abdominales vagues, mouvemens difficiles, décubitus sur le dos, yeux incertains, pouls vif et mi-plein; Félicité ne répondait pas aux questions qu'on lui adressait; la langue était blanchâtre sur sa surface supérieure, rouge à sa pointe, et conservait sur ses bords sa couleur naturelle. (*Prescr.* Limonade cuite, aromatisée avec l'eau de fleurs d'oranger, julep tempérant, infusion de violettes édulcorées, embrocation de baume tranquille sur le ventre.) Le 28, disparition des douleurs abdominales, pouls plus serré, stupeur plus marquée dans la face, surtout dans les yeux, déjections alvines dures. (Mêmes médicamens.) 1.er et 2 mars, le pouls était dans le même état;

---

(1) Recueillie par M. Cliet, ancien chirurgien en chef de la Charité de Lyon.

la petite malade portait fréquemment la main à sa tête ; elle ne poussait aucun cri et ne se plaignait nullement. La langue, qui jusque-là n'avait rien présenté d'extraordinaire, devint excessivement rouge sur les bords, et sèche partout ailleurs. (Même prescription, vésicatoires aux jambes.) 3 et 4 mars, mêmes symptômes, pupille élargie. (Médicamens internes continués, malgré la difficulté de la déglutition ; quatre sangsues derrière chaque oreille.) Les vésicatoires de la veille avaient bien pris, mais sans produire aucun amendement sensible. Le 5, les sangsues avaient diminué la stupeur où était plongée Félicité ; aussi sentait-elle davantage les douleurs cérébrales ; des larmes s'échappaient de ses yeux ; le pouls était aussi fréquent, mais moins comprimé. Les prescriptions précédentes furent remplacées par la tisane de guimauve, et 6 grains de calomélas, en deux doses, qui la purgèrent cinq à six fois. Les 6 et 7, le mieux se soutint ; les mouvemens des membres semblaient plus faciles ; l'œil paraissait s'occuper des objets qui entouraient le malade ; le pouls était moins fréquent. (Même prescription.) Depuis le 7 jusqu'au 12, les symptômes disparurent graduellement ; la malade recouvra la gaîté et la parole. Du 12 au 18, Félicité parlait, répondait aux questions qui lui étaient adressées, et prenait de l'appétit. Le pouls était naturel, à quelques pulsations près ; les vésicatoires étaient entretenus avec soin. Le 21, éruption de boutons sur les bras, les jambes, la poitrine et le cou ; ils devinrent le complément de la guérison de Félicité. Cette petite fille a cependant conservé, pendant quelque temps, une assez grande faiblesse des extrémités inférieures, et a perdu la vivacité qui lui était naturelle.

TRENTE-UNIÈME OBSERVATION.

LE portier de la maison Mariéton, rue du Garet, âgé de 50 ans, à la suite de quelques excès dans les boissons vineuses, tomba malade. La face injectée, les yeux hagards, le délire furieux firent juger à M. le docteur de Laroa le cas grave ; et, attendu la difficulté de le traiter dans un logement étroit et peu commode, il l'envoya à l'Hôtel-Dieu. Le délire furieux continuait : la tête était renversée en arrière, le pouls petit et serré donnait 100 pulsations par minute ; la pupille était resserrée et immobile, le ventre bouffe, les extrémités froides, la déglutition impossible ; le malade gardait les boissons un instant dans la bouche, et les crachait ensuite sur ceux qui l'entouraient. Je prescrivis dix sangsues derrière chaque oreille, des sinapismes aux pieds, des fomentations sur les cuisses et les jambes, avec des linges trempés dans le vinaigre, dans lequel j'ai fait délayer de la moutarde ; on administre un lavement d'eau de mercuriale, avec 2 onces de vin émétique trouble. Après une heure de fomentations excitantes, le malade est enveloppé de coton cardé et de taffetas gommé ; le pouls se développe, une sueur chaude, abondante et générale a lieu toute la nuit ; vers minuit, le délire cesse, le malade témoigne l'envie de boire ; on satisfait à sa demande : on lui donne l'orangeade ; on lui ôte le corset ; depuis le lavement qui avait fait rendre beaucoup de matières, le ventre est libre et souple. Les boissons douces et acidulées, un julep calmant, le bouillon, le coton et le taffetas sont continués pendant trois jours ; alors le malade demande à être purgé. On satisfait à sa demande, et, peu de jours après, il quitte l'Hôpital complètement guéri (*D*).

TRENTE-DEUXIÈME OBSERVATION (1).

L'HYDROCÉPHALITE , dont le diagnostic est facile, peut être cependant simulée par la réaction sympathique sur le cerveau d'une irritation gastro-intestinale occasionnée par les vers. Dans ce cas, le plus souvent les accidens hydrocéphaliques surviennent promptement, convulsivement , et ont été précédés de quelques phénomènes indiquant une irritation abdominale. Mais, lorsque l'hydrocéphalite passe à l'état chronique, les phénomènes qui la caractérisent sont permanens; ils ont été précédés par ceux de l'irritation encéphalique. Malheureusement , alors la maladie n'est que trop réelle, et il n'est plus possible de la confondre. Cependant l'anatomie pathologique nous démontre souvent que d'autres affections cérébrales, aussi graves que l'hydrocéphale, peuvent en imposer pour cette maladie; mais alors l'erreur du diagnostic ne peut être préjudiciable au malade, puisque la maladie est une véritable désorganisation.

Un petit garçon, âgé de 11 ans, est amené de la campagne et abandonné à l'Hôtel-Dieu. La

______

(1) Par M. Gubian , mon collègue à l'Hôtel-Dieu.

sœur de service a eu pour tout renseignement que l'enfant était malade depuis plusieurs années.

Décubitus horizontal en supination, peu de maigreur, teint jaunâtre, face sans expression; regard fixe, hébété; pupilles dilatées; somnolence, assoupissement dont on ne le tire pas sans effort; la pupille de l'œil droit est constamment dilatée, et la rétine de ce côté n'est point sensible à la lumière; l'iris de l'œil gauche se contracte un peu à l'approche de différens objets, et l'enfant semble les apercevoir obscurément. Il n'y a point de mouvemens convulsifs.

L'intention de combattre une hydrocéphale fait recourir à l'emploi du calomélas et de quelques diurétiques purgatifs; point de changemens, seulement la prostration augmente, et au 17.ᵉ jour de son entrée, des mouvemens convulsifs signalent la mort de l'enfant.

NÉCROPSIE.

Viscères du tronc : état normal.

Tête : injection des sinus et des capillaires du cerveau; les ventricules latéraux contiennent un peu de sérosité, comme dans les morts ordinai-

res ; mais le ventricule moyen est refoulé de bas
en haut par une tumeur développée à la base de
la glande pituitaire. En soulevant le cerveau
comme pour le détacher de la base du crâne,
on aperçoit au centre de cette région une tumeur de couleur bleuâtre, se perdant supé-
rieurement dans le milieu du cerveau, et recouvrant par sa base la selle turcique, les sinus
caverneux, et les apophyses d'ingratias ; elle
présente à peu près deux pouces de hauteur, sa
forme est celle d'un cône tronqué ; au point où
elle refoule le cerveau, la dure-mère lui donne
toute sa consistance. Cette enveloppe de la tumeur semble être le feuillet externe du sinus
caverneux, considérablement développé en surface et en épaisseur. Cette tumeur comprimée
donne la sensation d'un corps fibreux, élasti-
que, rempli d'une substance demi-fluide ; elle
refoule de toute son élévation le ventricule
moyen et l'entrecroisement des nerfs optiques,
de manière que ces nerfs se trouvent fortement
tirés en arrière et en haut de l'intérieur de l'orbite. Le nerf optique droit très-aplati et mince,
semble atrophié, surtout dans son milieu où il
est de plus étranglé ; le gauche est aplati, mais
sans atrophie. La tumeur ouverte laisse échapper une matière noirâtre, grumelée, spongieuse ;
on dirait voir dans l'intérieur un tissu presque

caverneux. Le corps du sphénoïde, les apophyses d'ingratias n'existent plus, et la base de la tumeur s'étend jusque dans les fosses nasales.

Il paraîtrait donc, dans ce cas, qu'une rupture du sinus caverneux du côté droit a été le principe de cette énorme tumeur, et que sa dilatation, en comprimant le centre de la partie antérieure de l'encéphale et surtout des nerfs optiques, a donné lieu au petit nombre de phénomènes observés pendant la maladie. L'atrophie du nerf optique droit est bien en rapport avec l'absence totale de la sensibilité à la rétine ; le gauche, seulement aplati, permettait encore à cette propriété la manifestation de son existence.

TRENTE-TROISIÈME OBSERVATION.

Horace Gulston, âgé de 12 ans, doué d'un tempérament nerveux, d'une imagination vive, ayant déjà donné des marques d'une grande aptitude pour l'étude des langues, tombe malade en voyage ; arrivé dans un hôtel de petite ville, au lieu de lui procurer un médecin, on lui amène un apothicaire, qui de suite lui administre force thé, force élixir purgatif, etc. etc. Le malade, placé dans une voiture bien suspendue, les parens continuent leur voyage, et arrivent à Lyon dans un bon hôtel ; le soir même de leur arrivée, je suis appelé auprès du malade. Voici dans quel état je le trouvai (c'était le 4.ᵉ jour du début de la maladie) : Coucher en supination, face grippée, yeux hagards, pupilles resserrées et immobiles, ventre météorisé et douloureux ; pouls dur, régulier, donnant 140 pulsations par minute ; langue jaune dans le milieu, et rouge sur les bords, tremblante, contractée vers sa base ; déglutition difficile et avec bruit, vomiturition ; déjections alvines involontaires, les matières vertes et répandant une odeur fétide ; délire permanent, furieux, efforts continuels pour sortir de son lit, voulant frapper indistinctément sa mère qu'il chérissait en santé, sa garde et ses frères ; peau brûlante et sèche. (Boissons mucilagineuses, julep calmant, composé avec l'infusion de tilleul, l'eau de fleurs d'oranger et le sirop de violettes ; 12 sangsues sur l'épigastre, fomentations émollientes sur l'abdomen ; cataplasmes de riz saupoudrés de moutarde, appliqués à la plante des pieds, et renouvelés de temps en temps ; glace sur la tête.) Les 5, 6, 7, 8, 9, 10, 11, 12, 13, 14 et 15, peu de changement. (Même traitement, les sangsues exceptées.)

Le 16, langue sèche, couverte dans le milieu d'une eschare noire ; dents fuligineuses, affaissement subit du ventre, coma profond, air hébété, mouvemens convulsifs des yeux ; pouls faible , donnant 100 pulsations par minute. (Sinapismes aux extrémités, vésicatoires aux jambes, infusion de feuilles d'oranger et d'arnica-montana , lavemens de quinquina et de graines de lin.)

Les 17 et 18 , même état, cris aigus, mouvemens automatiques des mains vers la tête, yeux chassieux , ternes , insensibles à la lumière. (Même traitement.) Nuit orageuse.

Le 19, retour du météorisme, coma moins prononcé , surdité complète , urines toujours rouges et rares , déjections alvines moins fréquentes, la matière rendue jaune est liée. (Boissons douces, bouillon de poulet, julep mucilagineux.) Les vésicatoires fournissent un pus abondant et légèrement sanguinolent.

Les 20, 21 et 22, retour de l'ouïe , abolition de la mémoire ; le malade ne répond que par signes aux questions qu'on lui fait, mais il ne peut se rappeler d'un seul mot des langues qu'il connaît ; il reste ainsi muet par perte de mémoire jusqu'au 28.ᵉ jour de sa maladie ; alors il commence à se rappeler sa langue maternelle, qui est la langue anglaise , et successivement les langues française , allemande , etc. La convalescence commence ; les fonctions se rétablissent par degré les unes après les autres ; l'appétit se fait sentir, la digestion est bonne et facile, et la guérison arrive incontinent.

Nous nous bornons à ce petit nombre d'observations : il aurait été fastidieux d'en citer davantage, attendu que les écrits qui ont trait à ce sujet en sont remplis, et que chaque jour les journaux de médecine nous en font connaître de nouvelles. Nous aurions pu également rapporter quelques autopsies des sujets morts de l'hydrocéphale aiguë, mais elles n'auraient rien appris qui ne soit connu depuis long-temps ; nous nous en sommes donc abstenus.

NOTES.

(*A*) Les médecins , maintenant , sont en général praticiens au sortir des écoles; c'est à leur amour pour l'étude et à l'enseignement clinique qu'ils doivent cet avantage.

Ici , marquons notre reconnaissance pour ceux de nos compatriotes qui, après les temps orageux, fondèrent cet enseignement dans les hôpitaux de Lyon : de ce nombre furent *Marc-Antoine Petit ,* MM. Martin aîné , Martin jeune, Desgaultière et Trolliet. Aujourd'hui, comme alors, l'enseignement clinique est confié à des professeurs habiles qui savent entretenir et exciter l'émulation parmi les élèves.

M. le docteur Parat , en parlant des avantages du professorat, dit que l'enseignement clinique est de tous celui qui est le plus propre à effacer la distance qui sépare le disciple et le maître , comme celle qui sépare encore le maître de la nature. (*Éloge de Dumas.*)

En 1821 , l'administration des hôpitaux , jalouse de concourir de plus en plus à l'illustration de la médecine et de la chirurgie lyonnaises, obtint du gouvernement l'établissement d'une école secondaire de médecine : depuis cette époque , tous les cours relatifs aux sciences médicales sont professés avec autant de zèle que de talent , et suivis par un nombreux concours d'élèves.

(*B*) Forts d'une instruction solide , bons, généreux, les jeunes médecins promettent quelquefois plus de succès qu'ils ne peuvent en obtenir. Quoique cette conduite prenne sa source dans un noble sentiment, c'est une franchise dont ils doivent être avares.

On pardonne au médecin d'avoir prédit la mort si le malade guérit. Mais on est, avec quelque raison, inexorable envers lui s'il annonce la guérison et que le malade meure.

La prudence (dit un des plus grands médecins de nos jours, M. Alibert) est une des qualités les plus nécessaires au médecin philosophe ; elle réglera la marche souvent trop ardente de son génie, et la rendra plus utile en la dirigeant. Il observera long-temps les faits avant de chercher à les expliquer ; il portera ses décisions avec une sage et religieuse maturité. (*Éloges historiques*, *page* 457.)

(*C*) La promptitude avec laquelle on voit, dans plusieurs observations consignées dans cet opuscule, disparaître les symptômes hydrocéphaliques, pourra faire penser à quelques praticiens sévères que l'on n'avait à combattre, dans ces divers exemples, qu'une indisposition passagère ou une congestion fugace de l'appareil cérébral, qu'un traitement moins actif aurait dissipée. Nous ne voulons pas ici soutenir une opinion contraire; mais nous leur dirons qu'ils ont, comme nous, apprécié plus d'une fois que le médecin le plus habile est celui qui arrête les maladies dès leur début. C'est ainsi que l'on guérit la rage, le croup, l'hydrocéphale aiguë et autres maladies graves.

(*D*) Les pauvres sont humoristes, les riches sont solidistes; les premiers veulent être purgés, les seconds réclament les boissons douces, calmantes. Je crois que les uns et les autres ont raison.

Les anciens médecins purgeaient trop, les modernes ne purgent pas assez.

On a fait un grand pas vers les succès dans la pratique

médicale, quand on sait garder un juste milieu entre tous les systèmes qui se renversent tour-à-tour.

L'homme sage, l'observateur impassible en retire toujours quelque avantage.

En thèse générale, il faut écouter avec beaucoup de patience celui qui réclame nos conseils, et ne pas rejeter de prime-abord les idées qu'il émet sur la nature de son mal et le traitement qui lui convient : il est des malades qui disent parfois juste. Le célèbre *Bouvard*, mourant d'une fièvre inflammatoire, s'écriait dans le délire : l'a-t-on saigné? Non, répondait-il. Eh bien ! il est perdu, et Bouvard mourut. *Gilbert* parlait sans cesse de la clef de son bureau qu'il ne pouvait avaler, et qui le suffoqua.

De nos jours, le professeur Dubreuil, atteint d'une maladie grave du cerveau, quoique dans un état de faiblesse tenant de la syncope, réclamait avec instance la saignée; son ami, M. Lallemand, céda à son vœu, et le mal fut arrêté dès son début.

FIN.

ERRATA.

Page 15, ligne 8, *et on*, lisez *et l'on*.

Page 16, ligne 11, *recherchés*, lisez *recherchée*.

Page 43, ligne 2, *sérosités*, lisez *sérosité*.

Page 52, ligne 7, *haph*, lisez *aph*.

Page 56, ligne 12, *lombries*, lisez *lombrics*.

Page 66 (note), *hydreucéphalique*, lisez *hydrencépha-lique*.

Page 105, ligne 26, *le malade*, lisez *la malade*.

Page 134, ligne 26, *strabismes trimeux*, lisez *strabisme, trimus*.

Page 141, ligne 16, *violettes édulcorées*, lisez *violette édulcorée*.

Page 142, ligne 23, *le malade*, lisez *la malade*.

9 782019 974855